Manual Prático de Cirurgia Endoscópica de Ouvido

Manual Prático de Cirurgia Endoscópica de Ouvido

Vagner Antonio Rodrigues da Silva
Médico Otorrinolaringologista
Mestre e Doutor em Ciências pela Faculdade de Ciências Médicas da Universidade Estadual de Campinas (FCM-UNICAMP)
Professor Colaborador e da Pós-Graduação da Faculdade de Ciências Médicas da UNICAMP

João Flávio Nogueira Jr.
Médico Otorrinolaringologista
Diretor do Sinus & Oto Centro – Fortaleza, CE
Membro do IWGEES – International Working Group on Endoscopic Ear Surgery

Arthur Menino Castilho
Médico Otorrinolaringologista
Doutor em Ciências pela Faculdade de Medicina da Universidade de São Paulo
Professor Associado/Livre-Docente pela Faculdade de Ciências Médicas da Universidade Estadual de Campinas (FCM-UNICAMP)
Presidente da Sociedade Brasileira de Otologia (SBO)

Thieme
Rio de Janeiro • Stuttgart • New York • Delhi

Dados Internacionais de Catalogação na Publicação (CIP) (eDOC BRASIL, Belo Horizonte/MG)

S586m

    Silva, Vagner Antonio Rodrigues da
    Manual prático de cirurgia endoscópica de ouvido / Vagner Antonio Rodrigues da Silva, João Flávio Nogueira Jr., Arthur Menino Castilho – Rio de Janeiro, RJ: Thieme Revinter, 2024.

    16 x 23 cm
    Inclui bibliografia.
    ISBN   978-65-5572-251-2
    eISBN   978-65-5572-252-9

    1. Otorrinolaringologia. 2. Endoscopia – Cirurgia. I. Nogueira Jr., João Flávio. II. Castilho, Arthur Menino. III. Título.

                                    CDD: 617.51

Elaborado por Maurício Amormino Júnior – CRB6/2422

Contato com os autores:
Vagner Antonio Rodrigues da Silva
vagrodrigues@hotmail.com

João Flávio Nogueira Jr.
joaoflavioce@hotmail.com

Arthur Menino Castilho
arthurcastilho@gmail.com

© 2024 Associação Brasileira de Otorrinolaringologia e Cirurgia Cérvico-Facial – ABORL-CCF

Thieme Revinter Publicações Ltda.
Rua do Matoso, 170
Rio de Janeiro, RJ
CEP 20270-135, Brasil
http://www.ThiemeRevinter.com.br

Thieme USA
http://www.thieme.com

Design de Capa: © Thieme

Impresso no Brasil por Hawaii Gráfica e Editora Ltda.
5 4 3 2 1
ISBN 978-65-5572-251-2

Também disponível como eBook:
eISBN 978-65-5572-252-9

Nota: O conhecimento médico está em constante evolução. À medida que a pesquisa e a experiência clínica ampliam o nosso saber, pode ser necessário alterar os métodos de tratamento e medicação. Os autores e editores deste material consultaram fontes tidas como confiáveis, a fim de fornecer informações completas e de acordo com os padrões aceitos no momento da publicação. No entanto, em vista da possibilidade de erro humano por parte dos autores, dos editores ou da casa editorial que traz à luz este trabalho, ou ainda de alterações no conhecimento médico, nem os autores, nem os editores, nem a casa editorial, nem qualquer outra parte que se tenha envolvido na elaboração deste material garantem que as informações aqui contidas sejam totalmente precisas ou completas; tampouco se responsabilizam por quaisquer erros ou omissões ou pelos resultados obtidos em consequência do uso de tais informações. É aconselhável que os leitores confirmem em outras fontes as informações aqui contidas. Sugere-se, por exemplo, que verifiquem a bula de cada medicamento que pretendam administrar, a fim de certificar-se de que as informações contidas nesta publicação são precisas e de que não houve mudanças na dose recomendada ou nas contraindicações. Esta recomendação é especialmente importante no caso de medicamentos novos ou pouco utilizados. Alguns dos nomes de produtos, patentes e design a que nos referimos neste livro são, na verdade, marcas registradas ou nomes protegidos pela legislação referente à propriedade intelectual, ainda que nem sempre o texto faça menção específica a esse fato. Portanto, a ocorrência de um nome sem a designação de sua propriedade não deve ser interpretada como uma indicação, por parte da editora, de que ele se encontra em domínio público.

Todos os direitos reservados. Nenhuma parte desta publicação poderá ser reproduzida ou transmitida por nenhum meio, impresso, eletrônico ou mecânico, incluindo fotocópia, gravação ou qualquer outro tipo de sistema de armazenamento e transmissão de informação, sem prévia autorização por escrito.

PREFÁCIO

A cirurgia de ouvido é um dos ramos mais fascinantes da medicina. Aliás, nossa especialidade, a Otorrinolaringologia, tem essa premissa de ter, dentre suas inúmeras interessantes áreas, a otologia como "ciência-mãe", afinal foi do estudo e do tratamento das doenças infecciosas e inflamatórias do ouvido que nossa especialidade foi se desenvolvendo, carregando e incorporando, junto a essa evolução, a Rinologia e a Laringologia, que nos trouxe a capacidade de colocar luz nas cavidades.

O uso da luz para a inspeção das cavidades do nosso corpo (boca, nariz e ouvido) possibilitou um incremento importantíssimo no diagnóstico e, posteriormente, no entendimento e no tratamento das doenças dessas regiões. Foram criados instrumentos, como o foco frontal, por muitos anos considerado o "símbolo" de nossa especialidade. Da evolução do foco frontal vieram o otoscópio, o laringoscópio e o microscópio. Desde a introdução do microscópio cirúrgico na Otologia, mais fortemente na década de 1950, muito se mudou no entendimento da anatomia, fisiologia e das próprias doenças do ouvido.

A capacidade de magnificação trouxe um "mundo novo", cheio de benefícios tanto para os cirurgiões, quanto, principalmente, para os pacientes. Com o microscópio, técnicas cirúrgicas foram aprimoradas, desde cirurgias puramente destrutivas até procedimentos que se tornaram mais funcionais e menos invasivos. Áreas antes inacessíveis foram acessadas e nossa especialidade evoluiu!

Da evolução natural da capacidade de colocarmos luz no ouvido, vieram os endoscópios. A história desses "tubos de luz" foi igualmente fantástica. De instrumentos puramente diagnósticos, passaram a ser peças fundamentais nessa redescoberta anátomo-fisiológica. Nossa especialidade abraçou os endoscópios, primeiramente na Rinologia e, numa retroalimentação, como um filho que retribui o amor da mãe, da rinologia, os endoscópios foram utilizados pela "mãe" Otologia e nas outras áreas.

A Otologia inicialmente utilizou os endoscópios para diagnóstico e documentação. Já notaram que grande parte das imagens otoscópicas presentes nos grandes livros da nossa especialidade são feitas com um endoscópio e não com um microscópio?

Pois é, desse uso, finalmente veio a "ousadia" de incorporar esses instrumentos no arsenal instrumental cirúrgico. E essa incorporação foi, mais uma vez, muito benéfica, trazendo novos conhecimentos, complementando as técnicas cirúrgicas e possibilitando cada vez mais cirurgias menos invasivas e funcionais.

Neste livro, o primeiro feito integralmente por autores brasileiros e escrito em português, trazemos exemplos de usos práticos e racionais dos endoscópios nas diversas técnicas cirúrgicas da otologia, desde cirurgias como colocação de tubos de ventilação, passando por timpanoplastias, reconstrução da cadeia ossicular, remoção de lesões como colesteatomas e tumores, até o uso da cirurgia da base lateral do crânio.

Esperamos que este livro inspire e que o uso dos endoscópios possa possibilitar cada vez mais entendimento da maravilhosa anatomia das orelhas média e interna, da fisiologia dessas áreas e, juntando esforços com as técnicas e instrumentos tradicionais, como o microscópio, possamos cada vez mais trazer alívio aos sofrimentos daqueles mais importantes para todos nós: nossos pacientes.

COLABORADORES

ADRIANO SÉRGIO FREIRE MEIRA
Médico Otorrinolaringologista
SOS Otorrino – PB

ARYANE MARCONDES REZENDE
Médica Otorrinolaringologista pela Faculdade de Medicina de Jundiaí (FMJ)
Fellowship em Implante Coclear e Próteses Auditivas Implantáveis pelo Hospital de Reabilitação de Anomalias Craniofaciais (HRAC/Centrinho) da Universidade de São Paulo (USP) – Bauru
Mestranda em Ciências da Reabilitação pelo HRAC-USP – Bauru
Especialista em Preceptoria Médica pela Faculdade de Educação em Ciências da Saúde (FECS) e Proadi-SUS
Médica Assistente da Disciplina de Otorrinolaringologia da Pontifícia Universidade Católica de Campinas (PUC-Campinas)
Professor Colaborador da FMJ

BRUNO BORGES TAGUCHI
Médico Otorrinolaringologista
Fellow em Cirurgia Otológica e Base Lateral do Crânio pela Pontifícia Universidade Católica de Campinas (PUC-Campinas)

GIOVANA SCACHETTI
Médica Assistente da Disciplina de Otorrinolaringologia da Pontifícia Universidade Católica de Campinas (PUC-Campinas)
Fellow em Cirurgia Otológica e Base Lateral do Crânio pela PUC-Campinas

JOÃO PAULO PERAL VALENTE
Médico Otorrinolaringologista
Médico Assistente da Disciplina de Otorrinolaringologia da Pontifícia Universidade Católica de Campinas (PUC-Campinas)
Coordenador do Programa de Otologia, Neurotologia da PUC-Campinas

JOSÉ RICARDO GURGEL TESTA
Médico Otorrinolaringologista
Professor Livre-Docente do Departamento de Otorrinolaringologia da Universidade Federal de São Paulo (Unifesp)
Coordenador da Especialização em Otorrinolaringologia do Hospital Paulista de Otorrinolaringologia
Médico Titular do Departamento de Cirurgia de Cabeça e Pescoço e Otorrinolaringologia do Hospital do Câncer de São Paulo – Hospital A. C. Camargo

NICOLE DE CARVALHO DIAS
Médica Residente em Otorrinolaringologia
SOS Otorrino – PB

RAQUEL DE SOUSA LOBO FERREIRA QUERIDO
Postdoctoral Research Scientist, Columbia University, Department of Otolaryngology-Head and Neck Surgery, P & S

VYTOR EDUARDO NASCIMENTO DE ANDRADE
Médico Residente em Otorrinolaringologia
SOS Otorrino – PB

SUMÁRIO

1. **PRINCÍPIOS DA CIRURGIA ENDOSCÓPICA DO OSSO TEMPORAL** 1
   José Ricardo Gurgel Testa

2. **ANATOMIA ENDOSCÓPICA DO OSSO TEMPORAL** 7
   João Paulo Peral Valente • Bruno Borges Taguchi

3. **TIMPANOTOMIA PARA TUBO DE VENTILAÇÃO COM AUXÍLIO DE ENDOSCÓPIO** 19
   Adriano Sérgio Freire Meira • Nicole de Carvalho Dias • Vytor Eduardo Nascimento de Andrade

4. **TIMPANOPLASTIA ENDOSCÓPICA – TÉCNICA DO PAC-MAN** 23
   João Flavio Nogueira Jr. • Raquel de Sousa Lobo Ferreira Querido
   Vagner Antonio Rodrigues da Silva • Arthur Menino Castilho

5. **MASTOIDECTOMIA ENDOSCÓPICA** 35
   Vagner Antonio Rodrigues da Silva • João Flávio Nogueira • Arthur Menino Castilho

6. **RECONSTRUÇÃO DA CADEIA OSSICULAR** 49
   Vagner Antonio Rodrigues da Silva • João Flávio Nogueira • Arthur Menino Castilho

7. **ESTAPEDOTOMIA** 65
   Vagner Antonio Rodrigues da Silva • João Flávio Nogueira • Arthur Menino Castilho

8. ***GLOMUS* TIMPÂNICO** 79
   Vagner Antonio Rodrigues da Silva • João Flávio Nogueira • Arthur Menino Castilho

9. **USO DO ENDOSCÓPIO NA CIRURGIA DA BASE LATERAL DO CRÂNIO** 93
   João Paulo Peral Valente • Aryane Marcondes Rezende • Giovana Scachetti

   ÍNDICE REMISSIVO 111

Manual Prático de Cirurgia Endoscópica de Ouvido

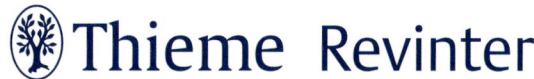

PRINCÍPIOS DA CIRURGIA ENDOSCÓPICA DO OSSO TEMPORAL

CAPÍTULO 1

José Ricardo Gurgel Testa

INTRODUÇÃO

Os procedimentos cirúrgicos no osso temporal vêm sendo realizados há muitos séculos. Nos primórdios da medicina apenas eram realizados procedimentos de drenagem de secreções, depois, no século XVIII, foi sugerido por Louis Petit a trepanação da mastoide, com resultados pouco animadores e muitas complicações. No século XIX, Schwartze introduziu o uso de martelo e cinzel para a realização de cirurgias na mastoide, mas sem magnificação, o que resultava em resultados ruins e complicações. No século XX, foram introduzidos o microscópio cirúrgico, motores, brocas e o monitoramento de nervos, melhorando muito os resultados e reduzindo as complicações.[1-3]

Desde o início dos anos 1980 do século XX, o uso dos endoscópicos rígidos vem sendo usado para documentação das lesões de meato acústico externo e membrana timpânica, inspeção da orelha média, pesquisa de fístulas perilinfáticas, identificação de colesteatomas nos recessos escondidos, avaliação da tuba auditiva, lesões ossiculares, além de colaborar nas otoneurocirurgias.[4,5] Os profissionais que usam os endoscópios isoladamente ou associados ao microscópio cirúrgico melhoram muito os seus resultados; principalmente nas cirurgias de colesteatoma.[6]

A cirurgia endoscópica otológica tem ganho muita popularidade, tem um importante impacto no ensino da anatomia da região da orelha média e melhora as habilidades dos alunos e residentes em Otorrinolaringologia. Foi observado que cirurgiões iniciantes na especialidade têm uma curva de aprendizado mais rápida na cirurgia endoscópica e melhoram muito os seus conhecimentos na orelha média. A maioria dos serviços de treinamento sugere que as habilidades com o microscópio e o endoscópio devem ser feitas paralelamente. Entretanto, o cirurgião treinado em cirurgia com microscópio cirúrgico tem uma curva mais rápida de aprendizado no uso do endoscópio na cirurgia otológica.[7,8]

A terminologia usada para as cirurgias com uso de endoscópios em Otologia pode ser:

a) TEES: *transcanal endoscopic ear surgery*
b) TMEES: *transmastoide endoscopic ear surgery*
c) EAMS: *endoscopic assisted microscopic surgery*
d) MAES: *microscopic assisted endoscopic surgery*

Nos procedimentos da cirurgia otológica endoscópica temos vantagens e desvantagens em relação aos procedimentos realizados com o uso de microscópios cirúrgicos.

VANTAGENS DA CIRURGIA OTOLÓGICA ENDOSCÓPICA
a) Visualização total da membrana timpânica em uma só tomada.
b) Visão das porções anteriores da membrana timpânica (evitando canaloplastias).
c) Visão do ático e dos recessos escondidos do retrotímpano.
d) Reduz a necessidade de cavidades abertas em colesteatomas aticais.
e) Uso de um acesso natural – meato acústico externo (MAE) evitando incisões retroauriculares;
f) Sistema de Hopkins com foco permanente e infinito.
g) Evita o uso de espéculos.
h) Ergonômica: melhor postura para o cirurgião.
i) Passagem pela porção mais estreita do meato acústico externo (ístimo) e ter um campo de visão iluminada mais amplo.
j) Econômica: menor preço e ótima qualidade em comparação com microscópios cirúrgicos, uso comum das torres de vídeo para outras especialidades médicas.[9,10]

DESVANTAGENS DA CIRURGIA OTOLÓGICA ENDOSCÓPICA
a) Perda da percepção de profundidade – visão estereoscópica (que é parcialmente resolvido pelo movimento da fibra óptica no sentido medial para lateral e vice-versa; com uma visão pseudoestereoscópica).
b) Trabalho unimanual.
c) Embaçamento da ponta do endoscópio (resolvido com o uso de soro morno ou solução desembaçante).
d) Calor na ponta do endoscópio (resolvido com uso de luz LED em potência de 50% e a temperatura também fica mais baixa pelo uso de aspiradores durante o procedimento cirúrgico).
e) Movimentos acidentais (minimizadas com movimentos suaves e removendo o endoscópio do meato quando não estamos olhando na tela de vídeo).
f) Necessidade de campo cirúrgico sem sangramento (o que é importante em qualquer procedimento cirúrgico da orelha média).
g) No caso de acessos aticais; em doença mais extensa; o defeito local pode ficar mais amplo necessitando uma reconstrução maior (devemos respeitar o limite de broqueamento ou curetagem do rebordo timpânico até no máximo a metade do canal semicircular lateral; caso necessite um acesso mais posterior o acesso deve ser feito pela mastoide).[9,10]

MATERIAIS E PRINCÍPIOS BÁSICOS
O uso de endoscópios na cirurgia otológica pode ser iniciado com fibras de 4 mm de diâmetro e 18 cm de comprimento, entretanto para procedimentos mais delicados na cadeia ossicular, diafragma timpânico ou nas membranas da orelha média e ático o ideal é o uso de fibras mais finas que 3 mm ou 2,7 mm de diâmetro. Segundo Tarabichi, o cirurgião iniciante em cirurgia endoscópica otológica deve usar a óptica de 4 mm porque tem um campo de visão mais amplo e pelo calibre é mais difícil adentrar a orelha média e produzir danos à cadeia ossicular.[11]

A cirurgia endoscópica otológica deve seguir uma rotina antes do início da cirurgia:
a) Degermar a região a ser operada.
b) Cortar os pelos do meato acústico.

c) Remover cerume e restos de epitélio.
d) Posicionar o endoscópio e usar compressas com soro fisiológico e desembaçante.
e) Sempre afastar o *tragus* para a entrada do endoscópio no meato acústico.

A rotina de evolução do cirurgião no uso de endoscópios em Otologia deve seguir uma progressão por nível de dificuldade:

a) Uso ambulatorial para documentação otoscópica.
b) Remoção de cerume e descamação do meato acústico.
c) Colocação de tubos de ventilação timpânicos.
d) Miringoplastia.
e) Timpanoplastia.
f) Reconstruções ossiculares.
g) Pequenos colesteatomas aticais.
h) Estapedectomia/estapedotomia.
i) Colesteatomas maiores e auxílio em cirurgias com microscópio.
j) Otoneurocirurgia.

Os materiais e equipamentos usados:

a) Endoscópios de calibre: 2.7 ou 3.0 (Fig. 1-1).
b) Endoscópios de comprimento: 14 ou 18 cm, permitindo que a posição da mão que segura a câmera e a óptica fique acima da mão que opera alguns centímetros, não provocando conflitos.
c) Os endoscópios mais usados são os de 0 e 30 graus; em algumas condições especiais podem ser usado os de 45 ou 70 graus.
d) Os endoscópios de 0° têm uma visão reta e geralmente são usados no início das cirurgias e ficam na porção posterior do meato acústico (Fig. 1-2a); os de 30° devem ficar na porção mais inferior do meato acústico externo para permitir uma visão mais adequada do ático e do antro (Fig. 1-2b).
e) Os endoscópios de 45° ou 75° podem ser usados em abordagens do meato acústico interno em inspeção do mesmo no final de otoneurocirurgia (Fig. 1-2c,d).
f) Endoscópios flexíveis não são correntemente usados.
g) Câmeras *full* HD de 2 ou 4 K.
h) Não se usam suportes para a câmera segurando na mão.
i) Os cabos de luz normalmente são de 3,5 ou 4,8 mm de diâmetro.
j) Usualmente preferir luz de LED.
l) Intensidade máxima da luz deve ser de 50%.

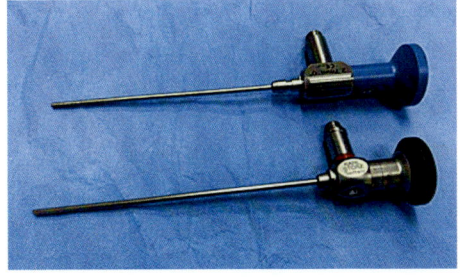

Fig. 1-1. Ópticas de 2,7 e 3 mm de 0° e de 30°.

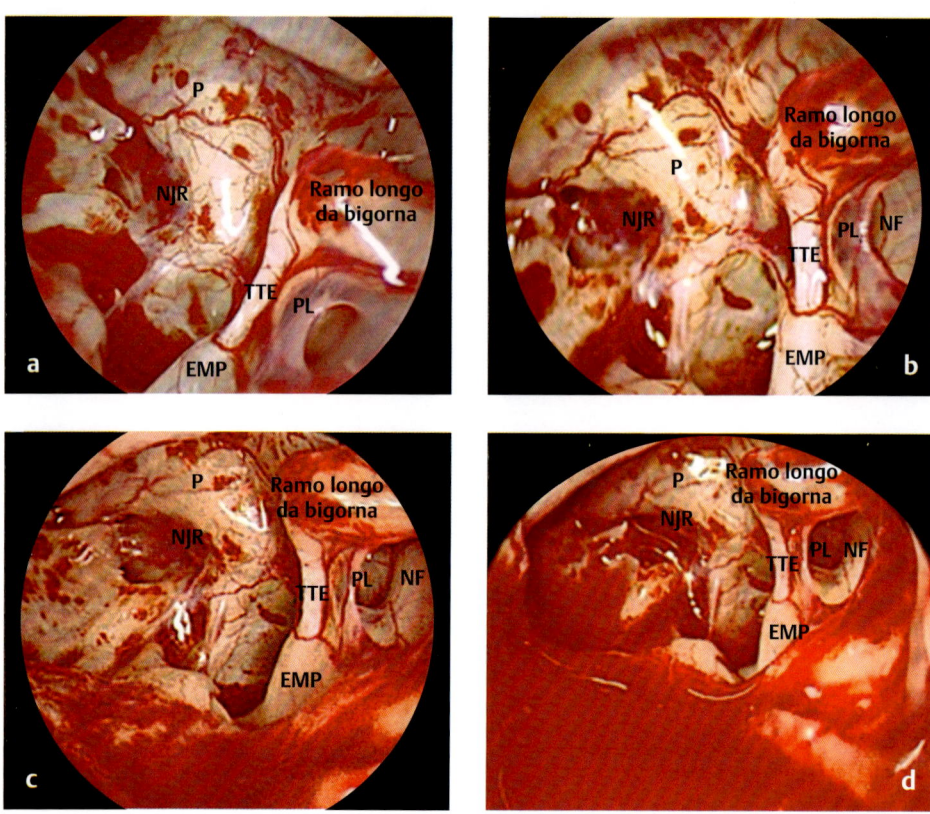

Fig. 1-2. Visualização endoscópica da orelha média esquerda com ópticas de angulações diferentes. (**a**) 0°. (**b**) 30°. (**c**) 45°. (**d**) 70°. *EMP*, eminência piramidal; *NJR*, nicho janela redonda; *NF*, nervo facial; *P*, promontório; *PL*, platina; *TTE*, tendão tensor do tímpano.

m) O uso de instrumentos angulados é importante em alguns casos (tanto aspiradores quanto dissectores; micropinças e microtesouras).

A disposição dos equipamentos e equipe na sala cirúrgica deve ser:

a) O cirurgião fica do lado da orelha a ser operada.
b) A cabeça do paciente deve ficar rodada no sentido oposto ao do cirurgião principal ao redor de 30 graus.
c) A cabeça do paciente deve estar levemente acima do nível do tórax para melhorar a pressão sanguínea cefálica, posição de Trendelenburg reverso.

d) A torre de vídeo deve ficar em frente ao cirurgião e a tela de vídeo deve ficar na altura de seus olhos. Portanto se o cirurgião opera em pé a tela fica mais elevada e se operar sentado fica mais baixa (Fig. 1-3).
e) A mesa de instrumentos e instrumentadores pode ficar do lado oposto ao cirurgião ou do seu lado direito ou esquerdo.
f) O cirurgião auxiliar deve ficar ao lado do cirurgião principal, na cabeceira do paciente.
g) O uso de equipamentos especiais pode contribuir muito com os resultados cirúrgicos. Microbrocas, curetas ou fresas piezoelétricas, monitoramento de nervos e *lasers* podem ser úteis em alguns procedimentos (Fig. 1-4).

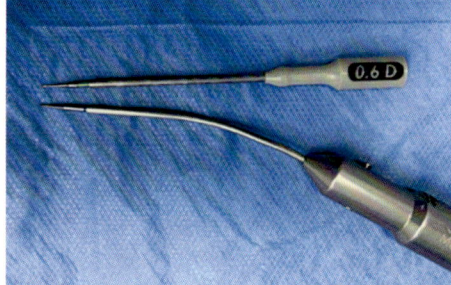

Fig. 1-4. Micromotores e brocas.

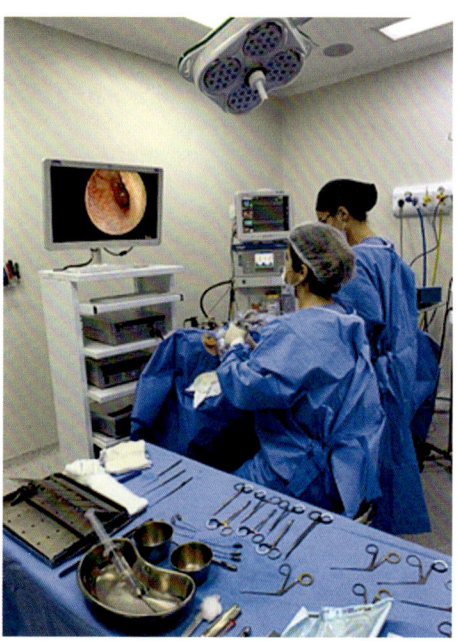

Fig. 1-3. Posição do cirurgião, da torre de vídeo e da mesa de instrumentos.

CONCLUSÃO

Dicas para uma boa realização de cirurgias endoscópicas otológicas:

- Fazer o retalho timpanomeatal mais lateral que o habitual na cirurgia microscópica.
- Não tolerar sangramentos no campo cirúrgico.
- Ajudar na dissecção do retalho timpanomeatal com uso de cotonoides e aspirador.
- Procurar usar o endoscópio na orelha média e o microscópio na mastoide, principalmente cirurgiões iniciantes.

REFERÊNCIAS BIBLIOGRÁFICAS

1. Milstein S. The history of mastoid surgery. Am J Otol 1980 Jan;1(3):174-8.
2. Mudry A. History of instruments used for mastoidectomy. J Laryngol Otol 2009 Jun;123(6):583-9.
3. Mudry A. The history of the microscope for use in ear surgery. Am J Otol 2000 Nov;21(6):877-86.
4. Rosenberg SI, Silverstein H, Willcox TO et al. Endoscopy in otology and neurotology. Am J Otol 1994 Mar;15(2):168-72.
5. Thomassin JM, Duchon-Doris JM, Emram B et al. Otochirurgie endoscopique. Premier bilan [Endoscopic ear surgery. Initial evaluation]. Ann Otolaryngol Chir Cervicofac 1990;107(8):564-70.
6. Silva MNL, Selaimen FA, Huve FDC et al. Endoscopic-Assisted Canal Wall-up Tympanomastoidectomy for Reduction of Residual Cholesteatoma. Int Arch Otorhinolaryngol 2021 Oct 19;26(2):e260-e264.
7. Monteiro EMR, Beckmann S, Pedrosa MM et al. Learning curve for endoscopic tympanoplasty type I: comparison of endoscopic-native and microscopically-trained surgeons. Eur Arch Otorhinolaryngol 2021 Jul;278(7):2247-2252.
8. Lucidi D, Fernandez IJ, Botti C et al. Does microscopic experience influence learning curve in endoscopic ear surgery? A multicentric study. Auris Nasus Larynx 2021 Feb;48(1):50-56.
9. Yadav SP, Aggarwal N, Julaha M et al. Endoscope-assisted myringoplasty. Singapore Med J 2009 May;50(5):510-2.
10. Kozin ED, Lehmann A, Carter M et al. Thermal effects of endoscopy in a human temporal bone model: implications for endoscopic ear surgery. Laryngoscope 2014 Aug;124(8):E332-9.
11. Tarabichi M. Principles of endoscopic ear surgery. In: Presutti L, Marchioni D. Endoscopic ear surgery. Thieme, 2015.

ANATOMIA ENDOSCÓPICA DO OSSO TEMPORAL

João Paulo Peral Valente ▪ Bruno Borges Taguchi

INTRODUÇÃO

Cirurgiões otológicos experientes sabem que o ouvido, em especial a orelha média, é uma estrutura bastante complexa e muitas vezes de difícil acesso. Embora a iluminação e a ampliação da imagem oferecidas pelos microscópios possam ajudar, algumas estruturas são difíceis de visualizar com esse instrumento. Essas limitações, no entanto, podem ser superadas com a ajuda complementar do endoscópio dado sua propriedade de visão angular.

Em relação a anatomia cirúrgica do ouvido, a utilização do endoscópio tem nos permitido uma visão mais detalhada, possibilitando a exploração de recessos ocultos, como o seio timpânico, o espaço epitimpânico anterior e o espaço protimpânico. Algumas regiões anatômicas, inclusive, têm sido redefinidas após a introdução e a popularização do endoscópio na cirurgia otológica.

Este capítulo tem o objetivo de ilustrar de maneira prática o passo a passo de uma dissecção do ouvido via acesso transcanal assistida por endoscópio e algumas considerações práticas para o emprego adequado deste instrumento nas mais diversas situações da cirurgia otológica.

CONDUTO AUDITIVO EXTERNO E MEMBRANA TIMPÂNICA

O primeiro e importante passo de uma cirurgia transcanal assistida por endoscópio é a inspeção e controle do conduto auditivo externo.

O conduto auditivo externo é composto por duas partes distintas, sendo uma cartilaginosa na porção lateral e uma óssea na porção medial. A pele que reveste o canal auditivo cartilaginoso é mais espessa e contém glândulas que produzem cerume, enquanto a pele do canal ósseo é muito fina e está firmemente fixada ao periósteo, sendo mais espessa na porção posterossuperior facilitando a infiltração de anestésicos locais nessa região no intuito de diminuir o sangramento intraoperatório.[1]

Membrana Timpânica

A membrana timpânica (Fig. 2-1) é composta por três camadas distintas: externa, média e interna. A camada externa é formada por epitélio escamoso e é derivada do ectoderma, enquanto a camada interna é constituída por epitélio mucoso cuboide e se origina do endoderma. A camada média, por sua vez, é originada do mesênquima. Com cerca de 8 mm de largura e 10 mm de altura, a membrana timpânica tem formato ovalado e sua parte superior é posicionada lateralmente em relação à inferior. Ela é circundada por um

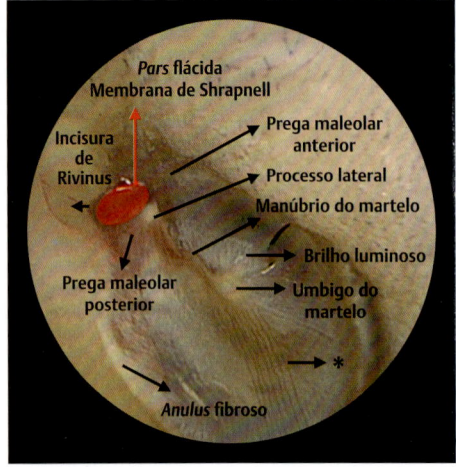

Fig. 2-1. Membrana timpânica – posição cirúrgica (orelha direita). Incisura de Rivinus, *pars* flácida (destacada em vermelho), manúbrio do martelo, prega maleolar posterior e anterior, *anulus* fibroso, umbigo do martelo, fibras radiadas da membrana timpânica (asterisco).

anel fibroso (*anulus* timpânico), que se encaixa no sulco timpânico localizado na extremidade medial do conduto auditivo externo. O *anulus* é incompleto na porção superior, acima das pregas maleares anterior e posterior (incisura de Rivinus). Didaticamente a membrana timpânica é dividida em "flácida" e "*pars* tensa". Anatomicamente a *pars* flácida encontra-se superiormente aos ligamentos maleolares anterior e posterior, sendo que a *pars* tensa está inferior a estas estruturas. Também conhecida como membrana de Shrapnell, a *pars* flácida da membrana timpânica possui uma camada fibrosa média mais frágil, o que confere maior vulnerabilidade para o desenvolvimento de retrações (e possível evolução para perfurações ou colesteatomas) dado um cenário de alteração da pressão ventilatória da orelha média.[1]

ANATOMIA DA ORELHA MÉDIA

Com a elevação do retalho timpanomeatal, é possível observar toda anatomia da orelha média. Didaticamente, esta região pode ser subdividida em mesotímpano, retrotímpano, protímpano, hipotímpano e epitímpano.[2]

Mesotímpano

Área central da fenda timpânica, sendo as principais estruturas anatômicas, o promontório (projeção do giro basal da cóclea), nicho da janela oval, articulação incudoestapediana, nervo de Jacobson (ramo timpânico do nervo glossofaríngeo) (Fig. 2-2).

Retrotímpano

Região mais posterior da fenda timpânica e de anatomia bastante variável. As principais estruturas e acidentes anatômicos são: nicho da janela redonda, pontículo, subículo, finículo, *fustis*, seio timpânico (área entre pontículo e subículo), seio subtimpânico (área entre subículo e finículo) e ducto subcoclear[3] (Figs. 2-3 e 2-4).

Neste ponto vale ressaltar a anatomia do seio timpânico, um dos espaços encontrados no retrotímpano. O mais relevante é a sua considerável variabilidade anatômica, tanto em tamanho quanto em profundidade. Entender isso é fundamental para planejamento de cirurgias como a do colesteatoma. A profundidade do seio timpânico é classificada em três

ANATOMIA ENDOSCÓPICA DO OSSO TEMPORAL

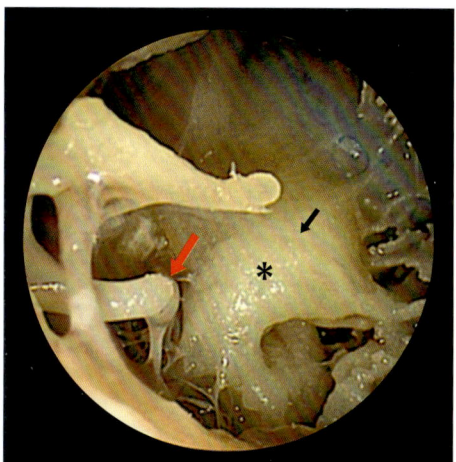

Fig. 2-2. Anatomia do mesotímpano (orelha direita). Nervo de *Jacobson* (seta preta), articulação incudoestapediana (seta vermelha), promontório (asterisco).

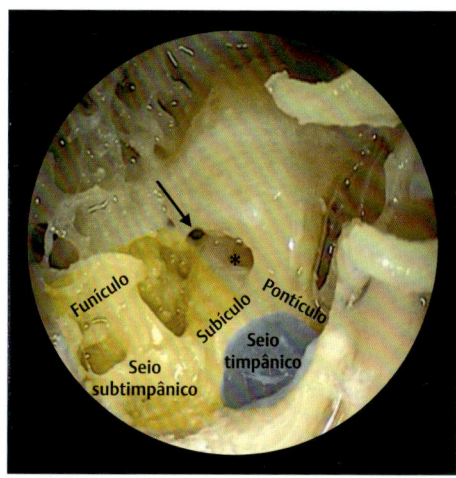

Fig. 2-3. Anatomia do mesotímpano (orelha esquerda). Pontículo, subículo, finículo, seio timpânico, seio subtimpânico (área demarcada em amarelo), *fustis* (asterisco), ducto subcoclear (seta), nicho janela redonda (pilar anterior, pilar posterior e *tegmen*).

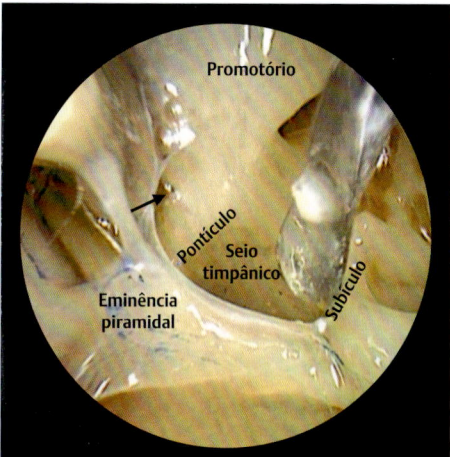

Fig. 2-4. Seio timpânico (orelha direita). Pontículo, subículo, eminência piramidal, tendão do estapédio, promontório.

tipos com base na extensão medial e posterior ao nervo facial. O tipo A é um seio pequeno sem extensão medial e posterior ao nervo facial. Já o tipo B é um seio profundo com extensão medial e sem extensão posterior ao nervo facial. Enquanto isso, o tipo C é um seio grande e profundo com extensão medial e posterior ao nervo facial. A presença de uma mastoide bem desenvolvida é comum em pacientes com o tipo C. Diante dos seios timpânicos tipos A e B é possível remover doenças com o endoscópio, porém o tipo C geralmente irá requerer um acesso retrofacial para seu completo acesso e controle.[4]

Algumas vezes pode haver uma pneumatização do retrotímpano formando um recesso medial à eminência piramidal. Anatomicamente esse espaço é denominado espaço subpiramidal que é limitado lateralmente pela porção medial da eminência piramidal, inferiormente pelo pontículo, posterior e superiormente pelo canal de Falópio do segmento timpânico do nervo facial (Fig. 2-5). Muitas vezes esse recesso tem uma continuidade com seio timpânico ou com o seio posterior. Pode ser bem formado ou ausente a depender do grau de desenvolvimento da eminência piramidal. Entender essa estrutura também é fundamental na remoção de colesteatoma que, em casos de um espaço subpiramidal bem desenvolvido, pode ser de difícil a remoção sem o auxílio do endoscópio.[4,5]

Protímpano

Área localizada anterior ao manúbrio do martelo, na qual destacam-se o óstio da tuba auditiva, o canal do músculo semitensor do tímpano e o protinículo (Fig. 2-6).

Nesta região destaca-se a necessidade do entendimento da anatomia do recesso supratubário que tem graus variados de tamanho de acordo com a inclinação do *tensor fold* (será detalhado posteriormente), limite superior do protímpano. Quando o *tensor fold* tem uma orientação horizontal com relação ao músculo semitensor do tímpano, o recesso

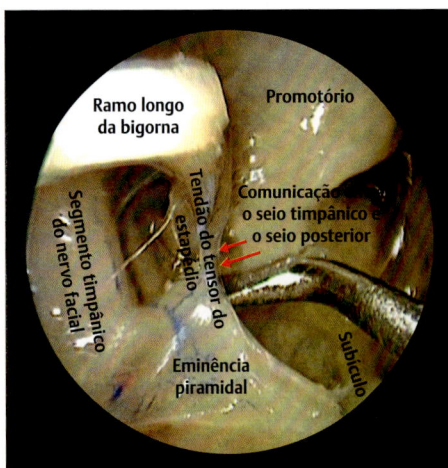

Fig. 2-5. Espaço subpiramidal (orelha direita). Nervo facial (segmento timpânico), eminência piramidal, subículo, tendão do estapédio.

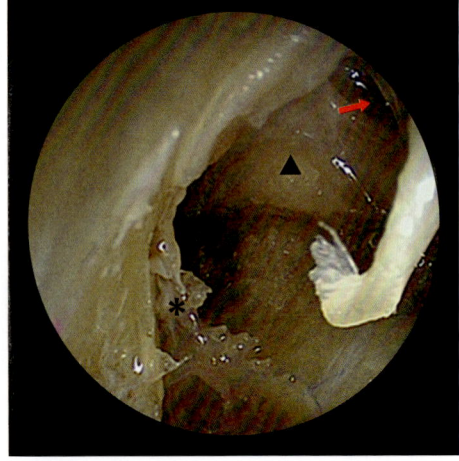

Fig. 2-6. Anatomia do protímpano (orelha esquerda). Óstio da tuba auditiva (seta preta), canal do músculo semitensor do tímpano (triângulo), protinículo (asterisco), *tensor fold* completo (seta vermelha).

supratubário é praticamente ausente. Porém, em outras situações, o recesso supratubário é presente e é maior quanto mais verticalizado estiver o *tensor fold*.[6] (Fig. 2-7).

Epitímpano

Após a remoção da porção superior do *scutum* (epitimpanectomia), é possível visualizar toda anatomia do epitímpano. Destacam-se: articulação incudomaleolar, nervo facial (segmento timpânico), processo cocleariforme, COG, *tegmen* timpânico, canal semicircular lateral e *aditus ad antrum* (Fig. 2-8).

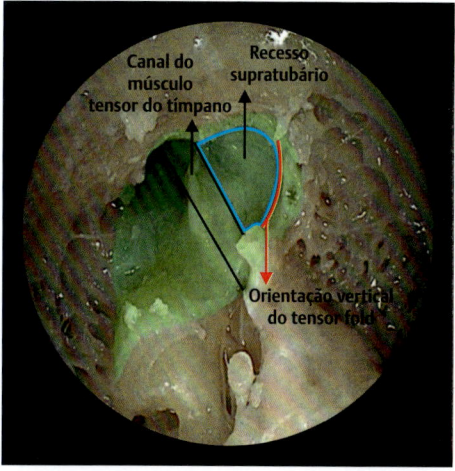

Fig. 2-7. Recesso supratubário (orelha esquerda). Prótimpano (área em verde), recesso supratubário (demarcação em azul), projeção do *tensor fold* mais verticalizado (tracejado em vermelho), canal do músculo semitensor do tímpano.

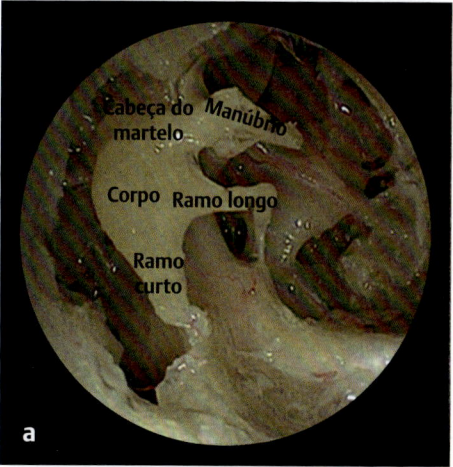
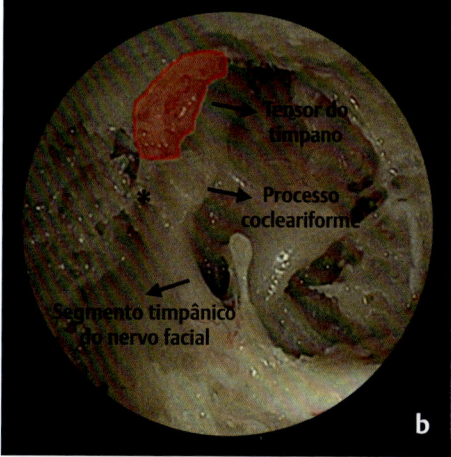

Fig. 2-8. Anatomia do epitímpano (orelha direita). (**a**) Com a cadeia ossicular – corpo da bigorna, ramo longo da bigorna, ramo curto da bigorna, cabeça do martelo. (**b**) Sem a cadeia ossicular – COG (asterisco), processo cocleariforme, recesso supratubário (área demarcada com vermelho), nervo facial (segmento timpânico), *tegmen* timpânico.

O espaço epitimpânico tem variados graus de pneumatização e o seu tamanho depende da conformação do *tensor fold* e do COG que possuem anatomia e orientações variáveis. Esse espaço é dividido em epitímpano anterior e posterior delimitados pela crista transversa/COG ou em alguns casos, quando este não é bem desenvolvido, por um plano coronal traçado a nível do processo cocleariforme.[7]

O diafragma epitimpânico (Fig. 2-9) é uma área que se localiza no limite inferior do espaço epitimpânico, composto por pregas mucosas, ligamentos e cadeia ossicular. No diafragma epitimpânico há duas aberturas denominadas istmos timpânicos que permitem a ventilação do epitímpano pela tuba auditiva. Compreender essas vias de ventilação é fundamental para o entendimento dos processos fisiopatológicos das doenças inflamatórias da orelha média.

O *tensor fold* é uma prega mucosa que quando presente é o limite anterior do espaço epitimpânico (Fig. 2-10a,b). Posteriormente está aderido ao processo cocleariforme e à crista transversa, estendendo-se anteriormente até a raiz do osso zigomático. Pode ter uma orientação vertical se estiver no plano do COG ou horizontal se estiver no plano músculo semitensor do tímpano. É completo em 80% dos casos, ou seja, sem qualquer orifício que permita uma ventilação através dele e incompleto nos 20% restantes. Nesse último caso, o diafragma epitimpânico possui uma via de ventilação acessória (além dos istmos timpânicos), permitindo uma rota alternativa para o espaço epitimpânico.[8]

Hipotímpano

área inferior da fenda timpânica delimitada posteriormente pelo finículo e anteriormente pelo protinículo. As principais estruturas anatômicas são o bulbo da jugular e a artéria carótida interna. Nessa região é possível delimitar uma área (de forma variável) entre as duas estruturas citadas anteriormente e a cóclea, que permite em determinados casos acesso direto ao ápice petroso. Esse acesso cirúrgico é denominado acesso infracoclear ao ápice petroso[9] (Fig. 2-11a,b).

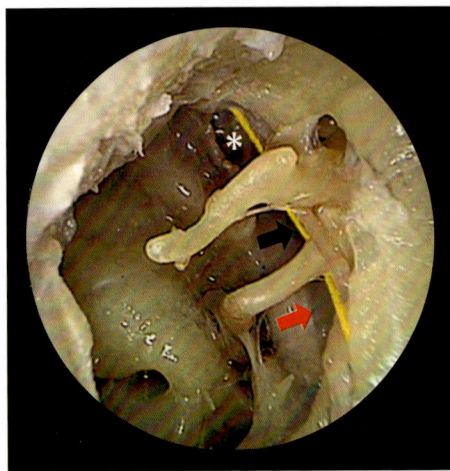

Fig. 2-9. Vias de ventilação da orelha média (orelha esquerda). Diafragma epitimpânico (tracejado amarelo); istmo timpânico posterior (seta vermelha); istmo timpânico anterior (seta preta); via ventilatória acessória através de *tensor fold* incompleto (asterisco).

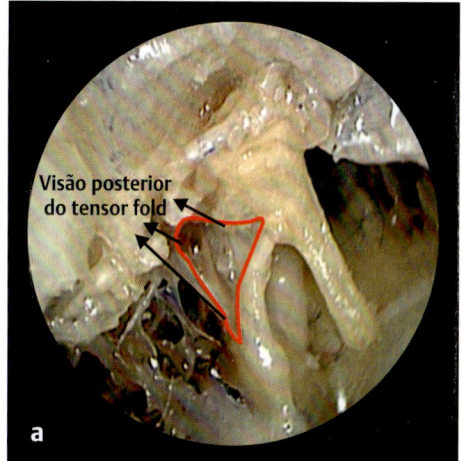 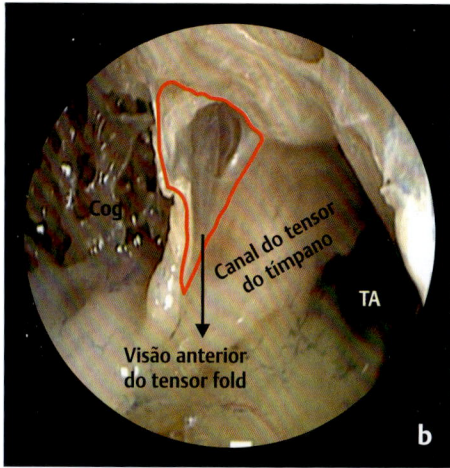

Fig. 2-10. Anatomia do *tensor fold* (orelha direita). (**a**) *Tensor fold* verticalizado. (**b**) *Tensor fold* horizontalizado e completo.

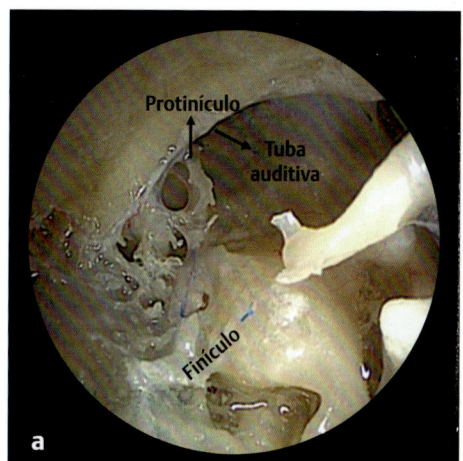 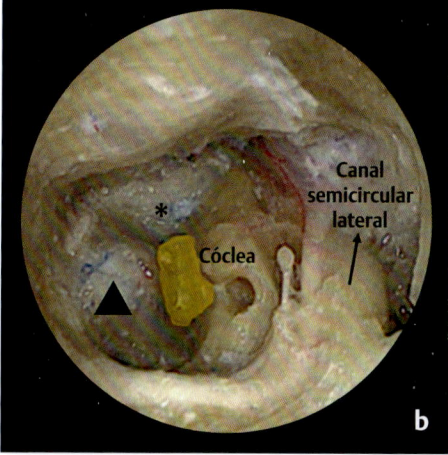

Fig. 2-11. Anatomia do hipotímpano (orelha esquerda). (**a**) Martelo e a bigorna presentes. (**b**) Sem o martelo e a bigorna. Bulbo da jugular (triângulo), artéria carótida interna (asterisco), finículo, protinículo, tuba auditiva, cóclea, canal semicircular lateral, área do acesso infracoclear ao ápice petroso (área demarcada por amarelo).

ANATOMIA DO NERVO FACIAL

O nervo facial e osso temporal apresentam relação peculiar. Seu trajeto a partir da entrada no conduto auditivo interna estabelece relações com diversas estruturas anatômicas das orelhas interna e média. De maneira didática, o nervo facial intratemporal é dividido em quatro segmentos: meatal, labiríntico, timpânico e mastóideo[10] (Figs. 2-12 a 2-15).

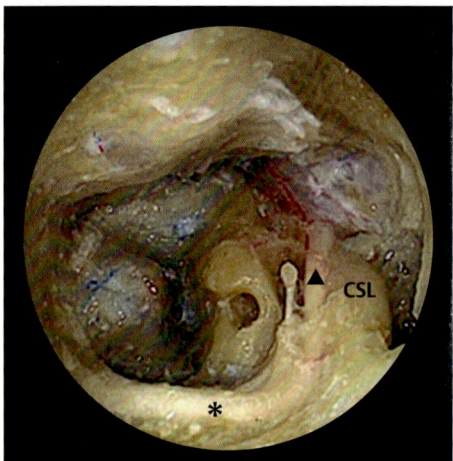

Fig. 2-12. Anatomia do nervo facial (orelha esquerda). Segmentos mastóideo (asterisco), timpânico (triângulo) e canal semicircular lateral (CSL).

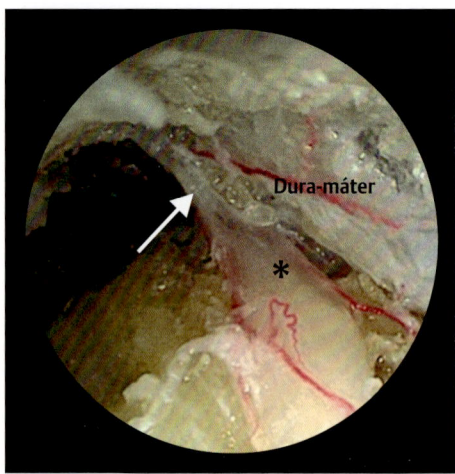

Fig. 2-13. Anatomia do nervo facial. Em destaque a região do gânglio geniculado (asterisco) e o nervo petroso superficial maior (seta branca); dura-máter da fossa média.

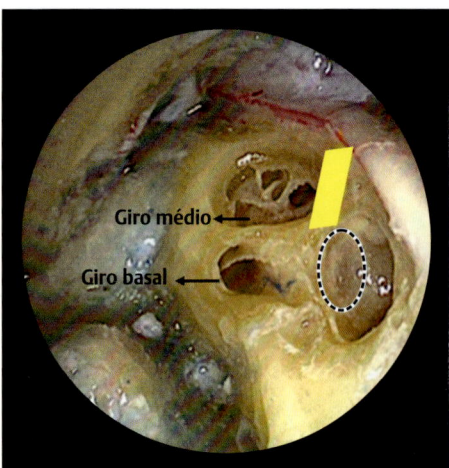

Fig. 2-14. Anatomia do nervo facial (orelha esquerda). Após abertura da cóclea e do vestíbulo, pode-se projetar a posição do segmento labiríntico do facial (área em amarelo), entre o giro médio da cóclea e o recesso esférico do vestíbulo (área tracejada).

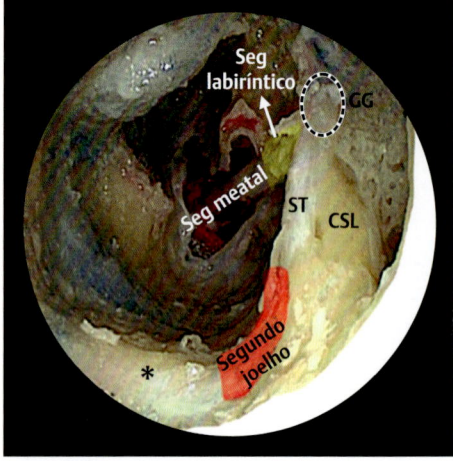

Fig. 2-15. Anatomia completa do nervo facial intratemporal. Segmento mastóideo do nervo facial (asterisco). *CSL,* canal semicircular lateral; *GG,* gânglio geniculado; *Seg,* segmento; *ST,* segmento timpânico.

ANATOMIA DA ORELHA INTERNA E CAI

Após toda dissecção da orelha média, aprofundaremos a dissecção anatômica para a orelha interna e o conduto auditivo interno.

Com a remoção do estribo e a ampliação da janela oval, podemos observar com detalhes a anatomia do vestíbulo. A porção mais anterior é denominada recesso esférico, relacionado com o sáculo. Posteriormente temos o recesso elíptico, associado ao utrículo. Na Figura 2-16 é possível notar também a crista vestibular e a abertura do canal semicircular posterior no recesso elíptico[10,11] (Fig. 2-16).

Na parte anterior da orelha interna encontra-se a cóclea. Abaixo, toda sua anatomia vista pelo acesso transcanal endoscópico (Fig. 2-17).

Após a cocleotomia e a abertura do vestíbulo, é possível então identificar o conduto auditivo interno (CAI). Numa projeção superficial, o fundo do CAI pode ser identificado traçando um espaço triangular entre o processo cocleariforme e os pilares anterior e posterior da janela oval (Fig. 2-18). Seguindo-se então com a remoção da cóclea e o vestíbulo chegaremos então ao conduto auditivo interno. A abertura da dura-máter expõe então todo o seu conteúdo (Fig. 2-19).

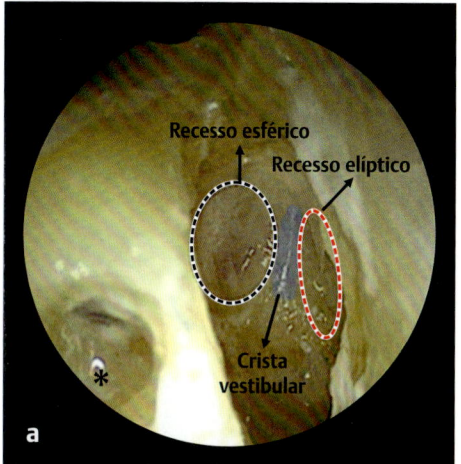
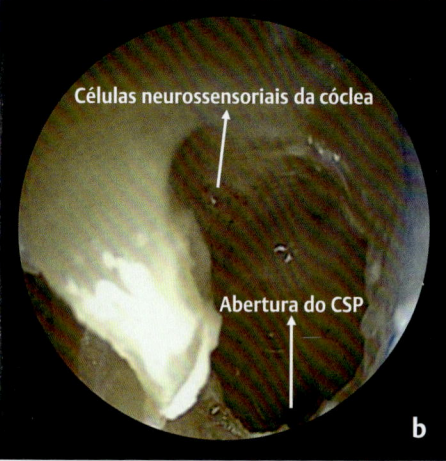

Fig. 2-16. Anatomia da orelha interna. (**a**) Vestíbulo aberto onde se pode notar os recessos esférico, elíptico e a crista vestibular. (**b**) Ampliação da janela oval, sendo possível observar a abertura do canal semicircular posterior (CSP) no recesso elíptico; janela redonda (asterisco).

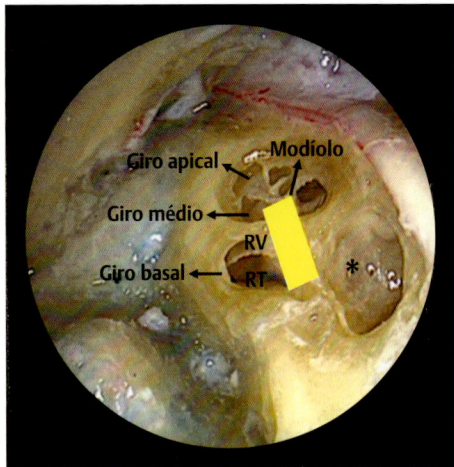
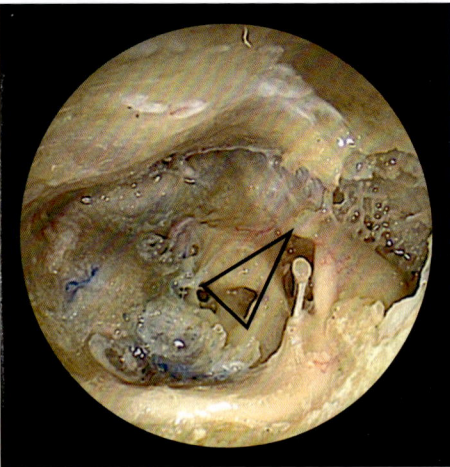

Fig. 2-17. Anatomia da cóclea (orelha esquerda). Giro basal, médio e apical da cóclea; rampa timpânica, rampa vestibular, lâmina espiral, modíolo (área em amarelo), vestíbulo (asterisco).

Fig. 2-18. Projeção do CAI na orelha média (orelha esquerda). O triângulo demarca os três pontos de referência – pilares anterior e posterior do nicho da janela redonda e processo cocleariforme.

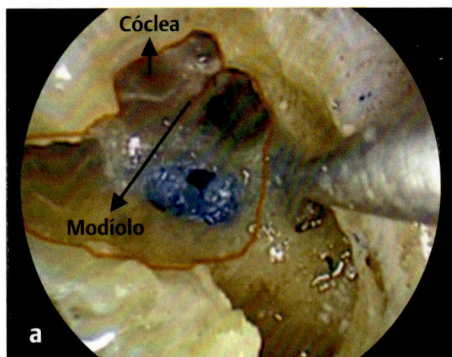
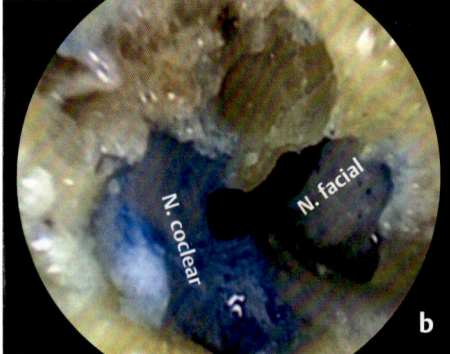

Fig. 2-19. Anatomia do CAI (orelha esquerda). (**a**) Fundo ou porção lateral do CAI: cóclea, modíolo, dura-máter do CAI. (**b**) Abertura da dura-máter com exposição do conteúdo do CAI: nervos coclear e facial em destaque.

CONCLUSÃO

Este capítulo basicamente se dedicou a ilustrar e comentar a anatomia do osso temporal através do acesso transcanal endoscópico. Como já dito, a grande contribuição deste instrumento tem sido a possibilidade de visualização de estruturas anatômicas de difícil acesso, particularmente os recessos da orelha média.

Nos outros capítulos deste livro serão abordados diversos outros assuntos, mas acreditamos que o conhecimento adequado da anatomia do osso temporal é um pilar essencial para a construção de uma rotina cirúrgica sólida no contexto dos procedimentos otológicos.

REFERÊNCIAS BIBLIOGRÁFICAS

1. Marchioni D, Bonali M, Presutti L. Endoscopic Middle Ear Anatomy. Curr Otorhinolaryngol Rep 2015;3(4):200-208.
2. Marchioni D, Molteni G, Presutti L. Endoscopic Anatomy of the Middle Ear. Indian Journal of Otolaryngology and Head and Neck Surgery 2011;63(2):101-113.
3. Ozturan O, Bauer CA, Miller CC 3rd et al. Dimensions of the sinus tympani and its surgical access via a retrofacial approach. Ann Otol Rhinol Laryngol 1996 Oct;105(10):776-83.
4. Marchioni D, Mattioli F, Alicandri-Ciufelli M et al. Transcanal Endoscopic Approach to the Sinus Tympani: A Clinical Report. Otol Neurotol 2009 Sep;30(6):758-65.
5. Burd C, Pai I, Connor S. Imaging Anatomy of the Retrotympanum: Variants and Their Surgical Implications. Br J Radiol 2019 Oct;93(1105).
6. Savić D, Djerić D. Anatomical variations and relations in the medial wall of the bony portion of the eustachian tube. Acta Otolaryngol 1985;99(5-6):551-556.
7. Tarabichi M, Marchioni D, Kapadia M. The Epitympanum Revisited: Endoscopic Anatomy. Indian Journal of Otolaryngology and Head and Neck Surgery 2016;68(4):490-495.
8. Marchioni D, Alicandri-Ciufelli M, Grammatica A et al. Pyramidal eminence and subpyramidal space: An endoscopic anatomical study. Laryngoscope 2010;120(3):557-564.
9. Boddepalli R, Boddepalli S. Endoscopic Anatomy of Hypotympanum Surgical Implications. Annals of Otology and Neurotology 2018;01(02):058-067.
10. Tarabichi M, Marchioni D, Presutti L et al. Endoscopic transcanal ear anatomy and dissection. Otolaryngol Clin North Am 2013;46(2):131-154.
11. Şahin B, Orhan KS, Aslıyüksek H et al. Endoscopic evaluation of middle ear anatomic variations in autopsy series: analyses of 204 ears. Braz J Otorhinolaryngol 2020;86(1):74-82.

TIMPANOTOMIA PARA TUBO DE VENTILAÇÃO COM AUXÍLIO DE ENDOSCÓPIO

CAPÍTULO 3

Adriano Sérgio Freire Meira ▪ Nicole de Carvalho Dias
Vytor Eduardo Nascimento de Andrade

INTRODUÇÃO

A timpanotomia para tubo de ventilação (TV) é uma das cirurgias mais realizadas em crianças. A inserção do TV permite a aeração da orelha média em pacientes que possuem uma deficiência na pneumatização do ouvido médio por patologias do mesmo e/ou disfunção da tuba auditiva.[1]

Na decisão por cirurgia, os tubos de ventilação são inseridos por incisão na membrana timpânica com o objetivo principal promover aeração, drenagem e reduzir infecções da orelha média. Logo, proporciona reabilitação auditiva para pacientes com otite média com efusão, decréscimo de infecções de ouvido, melhora no desenvolvimento da fala, realizando a adequação da funcionalidade da tuba auditiva e melhora na comunicação delas.

Ao decorrer dos anos, com um desenvolvimento excepcional dos instrumentais e equipamentos, tornou-se perceptível a evolução de medidas terapêuticas e benefícios aos pacientes. Outrora, tinha-se o uso de lupas cirúrgicas, microscópio cirúrgico monocular no século XIX e o binocular no século XX. No final do século XX, o uso do endoscópio em cirurgias otológicas começou a ser realizado e disseminado, tornando-se atualmente um método com grande adesão pelos otorrinolaringologistas no desenvolvimento de suas técnicas cirúrgicas, em especial na colocação de tubos de ventilação, o que tem importante relevância, sendo a cirurgia mais comum em crianças.

EPIDEMIOLOGIA

Nos EUA, consultas por otite média geram anualmente gastos altíssimos com medicamentos para crianças acometidas pela doença. Como consequência, a inserção de tubos de ventilação torna-se a cirurgia ambulatorial mais comum realizada em crianças como método terapêutico. De acordo com a academia americana de otorrinolaringologia, os TVs foram inseridos em 667.000 crianças menores de 15 anos em 2006, correspondendo a mais de 20% de todas as cirurgias ambulatoriais nessa faixa etária, com regressão para 413.000 procedimentos em 2010, provavelmente devido à prevenção das doenças da orelha média com a imunização universal com a vacina pneumocócica conjugada. Mesmo com esse decréscimo, em 2014 cerca de 9% das crianças com menos de 17 anos foram submetidas à cirurgia para TVs, sendo colocados em 25% a 30% das crianças com infecções recorrentes de ouvido. Portanto, com o acesso às novas tecnologias, o uso do endoscópio tem alta relevância para auxiliar no tratamento cirúrgico e já se firmou como um ótimo instrumental para o otorrinolaringologista.[2,3]

FATORES DE RISCO PARA OTITE MÉDIA SECRETORA[3-7]

A fisiopatogenia da otite média é multifatorial. Correlaciona-se com eventos imunológicos, cinética reguladora de inflamação, fatores genéticos, além de funcionalidade da tuba auditiva.

Sendo assim, podemos classificar em:

- **Individuais**: peso ao nascer, idade gestacional, anomalias craniofaciais (incluindo fenda palatina), idade materna, história familiar de otite média aguda (OMA) recorrente, história recente de perda auditiva, gênero e etnia.
- **Fatores fisiológicos**: disfunção da tuba auditiva, células mastoides com pouca aeração, função mucociliar alterada.
- **Patológicos**: atopia/alergia, refluxo faringolaríngeo, imunodeficiências, hipertrofia de vegetação adenoideana.
- **Ambientais**: exposição ao tabagismo, poluição do ar e frequentar creches.
- **Socioeconômico e cultural**: condições de pobreza, uso de mamadeiras e de chupetas.
- **Infecciosas**: infecções do trato respiratório superior, amigdalite aguda, infecção por vírus sincicial respiratório, colonização por *M. catarrhalis*, *S. pneumoniae* ou *H. influenzae*.

INDICAÇÕES E RECOMENDAÇÕES

Baseadas no *Clinical practice guideline: tympanostomy tubes in children* (2022)[1].

Indicações de Timpanotomia

- Otite média de efusão por mais que 3 meses com sintomas, sejam esses vestibulares, alteração no desempenho escolar, alterações comportamentais, perda auditiva e alteração em qualidade de vida.
- Otite média aguda de repetição com efusão.
- Crianças com risco, sendo esses: perda auditiva permanente, atraso ou distúrbio da fala e/ou linguagem, transtorno do espectro autista, síndromes ou distúrbios craniofaciais que incluem atrasos cognitivos, de fala ou de linguagem, deficiência visual incorrigível, fissura palatina, atraso no desenvolvimento, deficiência intelectual, transtorno de aprendizagem ou transtorno de déficit de atenção/hiperatividade.

Recomendações

- Audiometria para otite média por efusão (OME) por mais de 3 meses ou candidatos à cirurgia.
- Não realizar TV em crianças com OME unilateral menor que 3 meses.
- Não realizar TV em crianças com OMA de repetição sem efusão.
- Adenoidectomia em crianças com 4 anos ou mais que tenham indicação de TV.

TÉCNICA CIRÚRGICA (FIG. 3-1)

A técnica cirúrgica endoscópica consiste na utilização de óticas endoscópicas, em sua maioria com fibras de 18 cm, 3 ou 4 mm de diâmetro e 0 ou 30 graus.

TIMPANOTOMIA PARA TUBO DE VENTILAÇÃO COM AUXÍLIO DE ENDOSCÓPIO

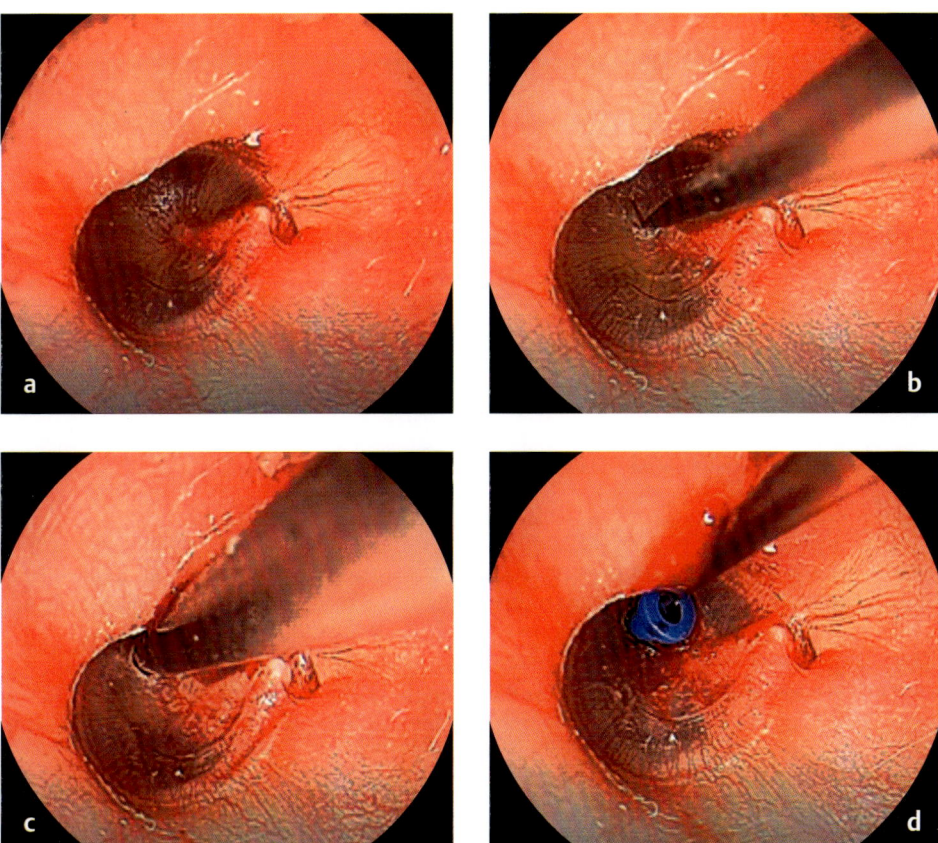

Fig. 3-1. Técnica de colocação de tubo de ventilação de curta duração. (**a**) Evidência de otite média secretora. (**b**) Realizada miringotomia na região anteroinferior. (**c**) Sucção da secreção presente na orelha média. (**d**) Colocado tubo de ventilação.

1) Numa primeira etapa há a colocação do paciente em decúbito dorsal com sua cabeça girada a 30 graus para o lado contralateral.
2) Prossegue-se com a limpeza do meato acústico externo (MAE), removendo restos epiteliais e/ou cerume.
3) Seguindo para a verificação do estado do tímpano e posterior realização de miringotomia em quadrante anteroinferior. (Fig. 3-1b)
4) Aspiração de conteúdo secretivo (seroso, catarral, purulento) do ouvido médio. (Fig. 3-1c)
5) Por fim, é realizada a aposição do tudo de ventilação. (Fig. 3-1d)

VANTAGENS E DESVANTAGENS

Será que o endoscópio possui superioridade em sua totalidade frente ao microscópio? A resposta é não! É importante destacarmos os pontos positivos e negativos quanto ao seu uso nas cirurgias otológicas[8] (Quadro 3-1).

Quadro 3-1. Vantagens e Desvantagens do Uso do Endoscópio

Vantagens	Desvantagens
Visão angular e aumento do campo de visão das estruturas da orelha média	Perda da noção de profundidade e da visão estereoscópica
Possibilidade de ultrapassar alguns obstáculos de estruturas anatômicas do conduto auditivo externo que atrapalhariam a visão com uso do microscópio	Necessária maior habilidade para se manusear os instrumentais com apenas uma das mãos
O custo de um endoscópio pode chegar a 10% do valor de um microscópio	O campo cirúrgico deve ser limpo, sem sangramentos para evitar embaçamento da óptica
	Possibilidade de ocasionar lesões na orelha interna por aquecimento devido à intensidade das fontes de luz acopladas aos endoscópios[9]

CONCLUSÃO

Atualmente, não se pode afirmar que o endoscópio é ou será superior ao microscópio para cirurgia otológica. O seu objetivo é permitir a cirurgia através do canal auditivo externo, que é a abertura natural para o ouvido médio. Um microscópio também pode ser usado para realizar a cirurgia através do canal auditivo, entretanto, às vezes, são necessárias incisões maiores ou mais remoção óssea para melhor visualização.

O cirurgião deve ter o conhecimento adequado tanto do microscópio quanto do endoscópio e das suas características e especificidades para usá-los de forma complementar, proporcionando melhores resultados aos pacientes.

REFERÊNCIAS BIBLIOGRÁFICAS

1. Rosenfeld RM, Tunkel DE, Schwartz SR et al. Executive Summary of Clinical Practice Guideline on Tympanostomy Tubes in Children (Update). Otolaryngol Head Neck Surg 2022;166(2):189-206.
2. Erdivanli OC, Coskun ZO, Kazikdas KC et al. Prevalence of Otitis Media with Effusion among Primary School Children in Eastern Black Sea, in Turkey and the Effect of Smoking in the Development of Otitis Media with Effusion. Indian J Otolaryngol Head Neck Surg 2012 Mar;64(1):17-21.
3. Daly KA, Giebink GS. Clinical epidemiology of otitis media. Pediatr Infect Dis J 2000 May;19(5 Suppl):S31-6.
4. Zemek R, Szyszkowicz M, Rowe BH. Air pollution and emergency department visits for otitis media: a case-crossover study in Edmonton, Canada. Environ Health Perspect 2010 Nov;118(11):1631-6.
5. Ruohola A, Pettigrew MM, Lindholm L et al. Bacterial and viral interactions within the nasopharynx contribute to the risk of acute otitis media. J Infect 2013 Mar;66(3):247-54.
6. Simon F, Haggard M, Rosenfeld RM et al. International consensus (ICON) on management of otitis media with effusion in children. Eur Ann Otorhinolaryngol Head Neck Dis 2018 Feb;135(1S):S33-S39.
7. Rosenfeld RM, Shin JJ, Schwartz SR et al. Clinical Practice Guideline: Otitis Media with Effusion Executive Summary (Update). Otolaryngol Head Neck Surg Feb 2016;154(2):201-14.
8. João PV. The role of the endoscope in otologic surgery. Braz J Otorhinolaryngol 2019;85(5):543-545.
9. Kozin ED, Lehmann A, Carter M et al. Thermal effects of endoscopy in a human temporal bone model: implications for endoscopic ear surgery. Laryngoscope 2014 Aug;124(8):E332-9.

TIMPANOPLASTIA ENDOSCÓPICA – TÉCNICA DO PAC-MAN

CAPÍTULO 4

João Flavio Nogueira Jr. ▪ Raquel de Sousa Lobo Ferreira Querido
Vagner Antonio Rodrigues da Silva ▪ Arthur Menino Castilho

INTRODUÇÃO

As perfurações da membrana timpânica (MT) são frequentemente observadas na prática clínica e, na maioria das vezes, são consequência de infecção do ouvido médio, ruptura traumática ou complicação pós-operatória, como colocação de tubo de ventilação. Apesar da capacidade autorregenerativa do tímpano, as perfurações crônicas podem ser passíveis de reparo cirúrgico.

A timpanoplastia e a miringoplastia são procedimentos comumente usados para o tratamento da otite média crônica simples. A miringoplastia é um procedimento cirúrgico realizado apenas na membrana timpânica, sem levantar um retalho timpanomeatal formal (RTM) e sem manipulação na orelha média e/ou nos ossículos.[1]

Já a timpanoplastia envolve a erradicação da doença na orelha média, reparo da perfuração timpânica e restauração da audição. A timpanoplastia visa criar uma MT intacta com a orelha média aerada, garantir a continuidade do mecanismo de condução de ar da MT para a orelha interna, preservar a audição com *gap* aéreo-ósseo mínimo e eliminar patologias.[2-4]

Convencionalmente, a timpanoplastia é realizada utilizando-se a magnificação de um microscópio cirúrgico. A técnica assistida por microscópio fornece uma imagem amplificada, mas devido ao campo de visão linear restrito, não permite a fácil visualização dos recessos laterais profundos da orelha média, muitas vezes exigindo acessos estendidos para visualização dessas áreas, além de incisões retroauriculares e até remoção óssea. As vias de acesso para timpanoplastia assistida por microscópio são a endural ou transmeatal, ou a retroauricular (Wilde) e a suprameatal (Lempert).[5] A abordagem retroauricular permite boa exposição dos quadrantes anteriores, enquanto a transcanal, apesar de ser menos invasiva para perfurações posteriores, normalmente requer canaloplastia em perfurações anteriores.[6]

Na última década, o uso de endoscópios rígidos para timpanoplastia tornou-se uma técnica cirúrgica alternativa e popular.[7] Este procedimento com esse instrumento (endoscópio) oferece um campo de visão mais amplo e permite ao cirurgião mudar rapidamente de uma visão de perto para uma visão geral, movendo o endoscópio para a frente ou para trás. Além disso, o movimento rotacional de endoscópios angulados pode fornecer imagens panorâmicas das regiões profundas e "ocultas" da orelha média e, portanto, oferecer uma nova visão sobre as condições que afetam esse espaço, permitindo uma melhor compreensão e gerenciamento dessas condições.

A timpanoplastia endoscópica é viável e segura, com taxas de sucesso comparáveis a uma abordagem microscópica. Em muitos casos, o uso de uma abordagem endoscópica pode evitar a necessidade de uma incisão retroauricular, mesmo no caso de uma perfuração anterior ou canal estenótico/tortuoso, diminuindo a morbidade.

O endoscópio permite acesso expandido ao epitímpano anterior, o que possibilita a remoção de qualquer teia inflamatória nessa área, bem como qualquer obstrução do istmo timpânico, restaurando a ventilação da orelha média sem interromper a cadeia ossicular. A visualização intraoperatória sistemática, a análise e, em alguns casos, a remoção dessas pregas devem ser consideradas essenciais para restaurar a fisiologia da orelha média.[8-11]

Essa melhoria na visualização e entendimento dessas estruturas também facilitou a compreensão de conceitos importantes que elucidam o papel que as vias de ventilação do ouvido médio desempenham em um contexto fisiológico e patológico. Esses avanços na visualização são mais bem ilustrados por endoscópios e auxiliam na adoção dessa nova perspectiva filosófica.

No entanto, os procedimentos endoscópicos também têm algumas desvantagens. Devido ao diâmetro do endoscópio em relação ao canal auditivo, a cirurgia pode, muitas vezes, ser realizada apenas com uma mão, tornando o processo mais ineficiente e desafiador, especialmente quando há sangramento no campo cirúrgico. O aprimoramento das habilidades endoscópicas e a adoção de medidas hemostáticas de precaução são essenciais, mas podem ser mais difíceis de dominar para cirurgiões com treinamento endoscópico limitado.

Diferentemente do microscópio, que contempla o campo cirúrgico de fora, o próprio endoscópio não está imune a danos se for acidentalmente atingido por uma cureta óssea ou uma broca. A maioria dos instrumentos usados hoje não foi projetada especificamente para abordagem endoscópica, mas sim adaptada das técnicas microscópicas tradicionais. Portanto, haverá uma grande demanda por ferramentas melhores e mais refinadas no futuro. Apesar dessas possíveis desvantagens, o futuro da cirurgia endoscópica do ouvido (CEO) para a reconstrução funcional minimamente invasiva por meio de uma abordagem transcanal é promissor.

TIPOS DE ENXERTO

A MT se repara principalmente por migração epitelial, os materiais de enxertia atuam como um andaime permitindo a migração celular das bordas da perfuração, facilitando assim o crescimento da neomembrana. Como a MT cicatriza por segunda intenção, o tamanho e a localização da perfuração podem influenciar os resultados.[12,13]

Por exemplo, perfurações do quadrante anterior e marginais têm um prognóstico menos favorável devido a fatores anatômicos e fisiológicos, como suprimento vascular, atividade metabólica e suporte inadequado do enxerto. A angiografia com fluoresceína mostrou melhor suprimento vascular para a MT posterior, bem como maior demanda metabólica no anel anterior, o que poderia explicar o maior risco de necrose e retardo da cicatrização nessa área mais anterior.[14]

Dificuldades técnicas associadas ao reparo de perfurações anteriores também podem levar a maus resultados. Uma variedade de enxertos foi usada com sucesso, com a decisão de qual usar com base na preferência do cirurgião e na doença específica. Neste capítulo, vamos tratar com brevidade desses possíveis enxertos, mas vamos focar na nossa técnica chamada de "Pac-Man", com uso de cartilagem e pericôndrio.

Fáscia de Músculo Temporal

A fáscia do músculo temporal (FMT) continua sendo bastante utilizada nas cirurgias otológicas. A microestrutura do FMT é flexível e abundante, no entanto, seu encolhimento pode ser imprevisível porque as lacunas entre suas fibras elásticas são preenchidas com tecido conjuntivo que encolhe e engrossa mais do que as fibras elásticas.[6]

As taxas de sucesso do enxerto de FMT variam entre 82% e 93% e estão de acordo com 80% dos acompanhamentos de 10 anos das técnicas microscópicas subjacentes e de sobreposição.[15-17] Um enxerto de FMT macio é difícil de desdobrar e organizar dentro do canal auditivo, principalmente com o uso de endoscópios; uma dica cirúrgica útil é fixar a borda do enxerto contra o canal auditivo com a ponta do endoscópio enquanto desdobra com a outra mão.

Materiais Sintéticos

A cicatrização após timpanoplastia com enxerto autólogo pode ser prolongada, por isso diversos xenoenxertos têm sido utilizados como alternativas para a reconstrução da MT. Até agora, diferentes tipos de material de enxerto não autólogo foram avaliados na timpanoplastia humana, como: *patch* de papel, *patch* de fibroína de seda, fita Steri-Strip, gelatina (Gelfoam/Gelfilm), ácido hialurônico (EpiFilm/EpiDisc), fatores de crescimento (incluindo fator de crescimento de fibroblastos e fator de crescimento epidérmico), celulose bacteriana, colágeno solubilizado por protease (atelocolágeno), folha de silicone (Silastic), pele de tilápia e submucosa do intestino delgado (SIS). O Biodesign, um produto multicamadas derivado da submucosa do intestino delgado suíno (SIS), tem sido usado para a reconstrução da MT com alguns bons resultados relatados na literatura. Embora um xenoenxerto disponível comercialmente possa eliminar os problemas atuais com enxertos autólogos, até agora, nenhum material de enxerto único mudou radicalmente a preferência do otologista por materiais autólogos.

Cartilagem e Pericôndrio

Embora a fáscia temporal seja frequentemente o material de enxerto de escolha, muitos cirurgiões endoscópicos tendem a colher enxertos condropericondriais da região tragal, não apenas devido à sua localização no campo cirúrgico e à conveniência com a qual pode ser colhido com efeito mínimo na estética, mas também porque os enxertos de cartilagem fornecem um andaime mais robusto, não estimulam a resposta inflamatória da orelha média, resistem à infecção durante o processo de recuperação e têm viabilidade prolongada caso a cicatrização da ferida seja lenta.

Tornou-se o material de enxerto preferido para doenças mais avançadas do ouvido médio quando se esperava um risco aumentado de disfunção da trompa de Eustáquio, pois a cartilagem fornece suporte rígido contra pressões negativas do ouvido médio.[3,15-17] Os resultados auditivos mostraram ser comparáveis com os do pericôndrio e da FMT.[18,19]

No entanto, devido à sua espessura e rigidez, pode ocorrer uma possível restrição do espaço da orelha média.[20,21] Outra limitação do enxerto de cartilagem é a perda da aparente translucidez da membrana. Portanto, a otoscopia não é confiável para documentação pós-operatória de colesteatoma recorrente ou efusão da orelha média.

Sempre que forem identificados fatores de risco para falha do enxerto (perfurações subtotais ou anteriores,[13,22] alterações inflamatórias significativas na mucosa da orelha média ou patologia da orelha contralateral),[23] um material de enxerto durável alternativo, como cartilagem, deve ser considerado.[24]

Gordura

A gordura autóloga pode ser utilizada como material seguro e eficaz para enxertia em perfurações menores e pode ser realizada em consultório (nunca realizamos no nosso serviço) ou centro cirúrgico, com taxas de sucesso entre 76% e 92%. O tecido adiposo promove a neovascularização e o reparo tecidual por meio da secreção de fatores de crescimento angiogênicos, aumentando assim o escasso suprimento sanguíneo ao redor da perfuração timpânica.[3,18,25]

A gordura do lóbulo da orelha e a gordura retroauricular subcutânea são obtidas rapidamente com baixa morbidade, mas como a quantidade de gordura nessas regiões pode ser pobre, gordura abdominal também pode ser usada.[26,27] No entanto, a maioria dos autores concorda que as taxas de sucesso diminuem com a lipoenxertia na presença de uma perfuração de "*pars* tensa" média ou grande.[28,29]

TÉCNICA CIRÚRGICA (TIMPANOPLASTIA TIPO "PAC-MAN")

Nesse capítulo vamos discorrer sobre a técnica mais comumente utilizada em nosso serviço para o fechamento de perfurações timpânicas. Como utilizamos um disco de cartilagem do *tragus* com um corte em "V", que fica parecido com um personagem dos jogos de videogame das décadas de 1980 e 1990, chamamos essa técnica de "PAC-MAN" TP. (Fig. 4-1)

1) Sempre realizamos esse procedimento sob anestesia geral (venosa total de preferência).
2) O ouvido a ser operado é marcado antes de acordo com protocolos de cirurgia segura.
3) O campo cirúrgico é preparado com cotonoides embebidos em solução de adrenalina pura (geralmente três ampolas são necessárias) colocados no conduto auditivo externo do ouvido a ser operado (Fig. 4-2).
4) Raramente realizamos infiltrações com anestésico no conduto auditivo externo. Quando realizamos essas infiltrações, mais para hidrodissecção da pele do conduto para facilitar a confecção do *flap* tímpano-meatal, utilizamos Xylocaína 1:200.000 e uma agulha de raquianestesia de número 22.
5) Os pelos presentes no conduto auditivo externo são cortados com uma tesoura de íris.
6) A perfuração é visualizada e os bordos são reavivados com instrumento tipo ponteira. Essa escarificação remove os bordos da perfuração, podendo aumentar o tamanho da mesma (Fig. 4-3).
7) Em casos de perfuração marginal, os bordos também são reavivados e na área em continuidade com a pele do conduto auditivo externo, um *flap* retrógrado muitas vezes é confeccionado.
8) As incisões são feitas à frente do martelo (geralmente 2 ou 3 horas) e inferiormente às 6 h (Fig. 4-4). Essa incisão anterior ao martelo é importante para o descolamento do martelo do próprio tímpano remanecente. Isso é necessário para a visualização adequada do espaço supratubárico e da membrana chamada *tensor-fold* ou prega tensora.
9) Expomos o *malleus cap*, marco anatômico que permite o descolamento de toda a MT do cabo do martelo e expomos a orelha média (Fig. 4-5).
10) Após a exposição, uma limpeza, se necessária, é feita no local e as vias de ventilação são checadas.
11) A principal via de ventilação, através do istmo timpânico, é visualizada. O istmo timpânico é uma região anatômica que está localizada entre o processo cocleariforme e a articulação incudo-estapediana (Fig. 4-6).
12) Se o istmo está fechado por tecido cicatricial, fibrose, edema etc, tentamos abrir essa região, com uso de instrumentos adequados.

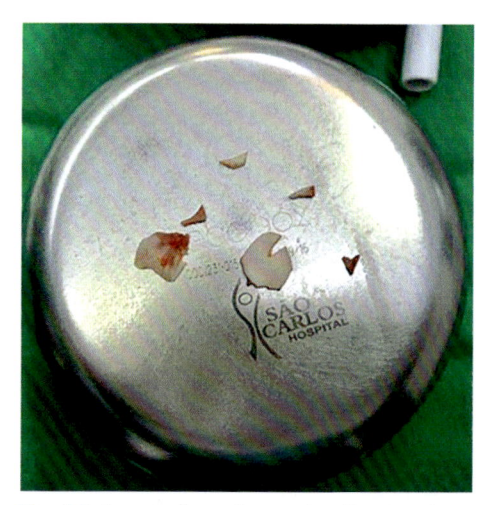

TIMPANOPLASTIA ENDOSCÓPICA – TÉCNICA DO PAC-MAN

Fig. 4-1. Enxerto de cartilagem tipo "Pac-Man", pela semelhança com o "personagem" do famoso jogo de videogame da década de 1980 de mesmo nome.

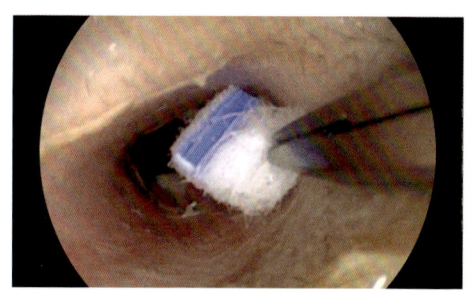

Fig. 4-2. Cotonoides embebidos em solução de adrenalina (3 ampolas) em conduto auditivo externo de ouvido esquerdo (posição cirúrgica).

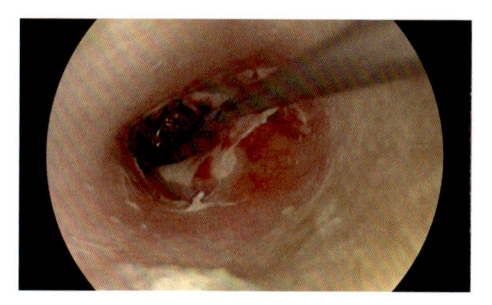

Fig. 4-3. Reavivamento dos bordos da perfuração.

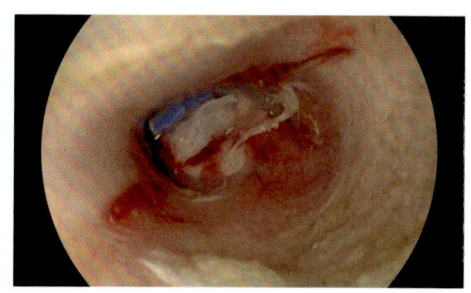

Fig. 4-4. Incisões às 2 e 5 horas. Ouvido esquerdo em posição cirúrgica.

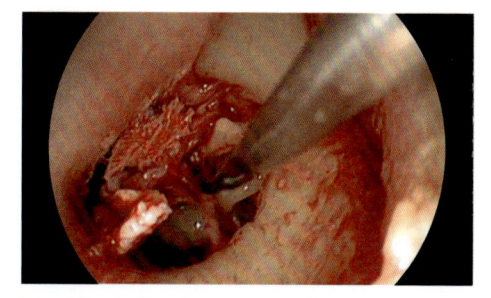

Fig. 4-5. "*Malleus cap*" exposto. É um excelente marco anatômico para o descolamento da membrana timpânica do martelo.

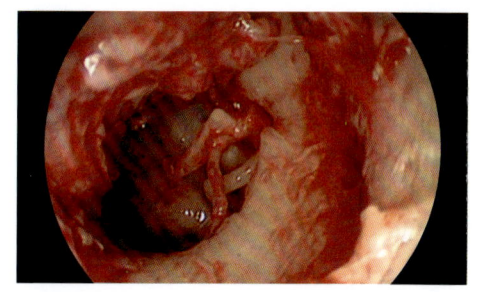

Fig. 4-6. Visualizadas vias de ventilação, com o istmo timpânico.

13) Realizamos também uma pequena aticotomia transcanal, muitas vezes com cureta, para a abertura do istmo posterior, que fica entre a articulação incudo-estapediana e o recesso do nervo facial.
14) Após essa abertura, realizamos muitas vezes lavagens com ponta de aspirador número 5 curvas (Fig. 4-7), através dos istmos (timpânico e posterior).
15) Essa lavagem é muito importante, pois pode ajudar a limpar o antro mastóideo de secreções e até doenças. Essa lavagem pode ser feita com solução salina ou algumas vezes com solução com esteroides ou antibióticos.
16) Após as lavagens, aberturas das vias de ventilação, inspeções em seio timpânico e protímpano (para ver a região da tuba auditiva), o enxerto é cortado de acordo com o tamanho adequado e é posicionado, com o "V" se encaixando no cabo do martelo e ficando em contato direto com a bigorna. Usamos pouco Gelfoam nesse passo. Tentamos usar somente um pedaço na região anterior, somente para dar esse suporte anterior à cartilagem. Evitamos o uso de muitos pedaços de Gelfoam, pois esses podem causar uma reação inflamatória local, causando fibroses locais, fechando novamente as vias de ventilação por nós abertos na cirurgia (Figs. 4-8 e 4-9).

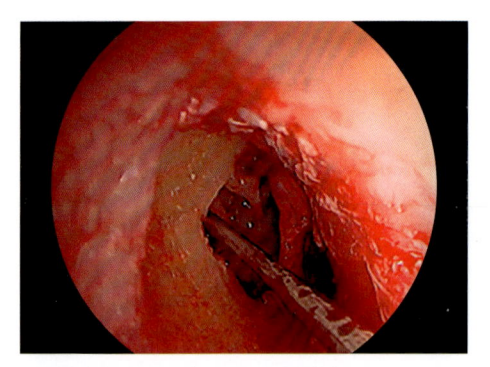

Fig. 4-7. Lavagem de antro mastóideo com solução salina através do istmo posterior, usando ponta de aspirador curva.

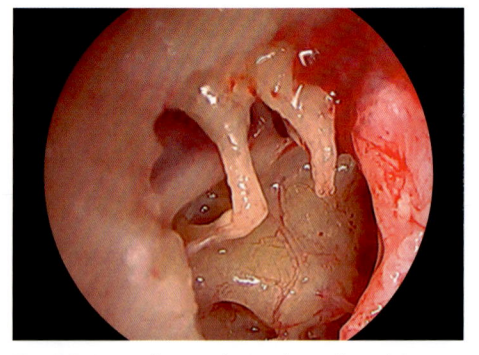

Fig. 4-8. Inspeção anatômica da orelha média.

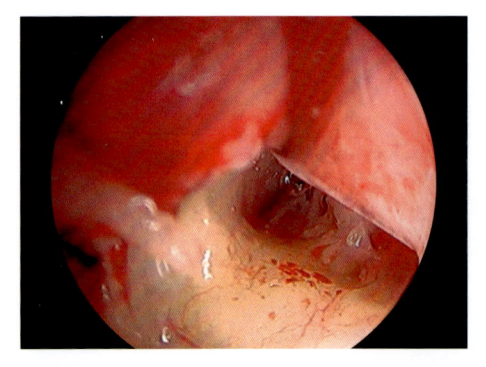

Fig. 4-9. Inspeção do pró-tímpano e entrada da tuba auditiva.

17) Se a bigorna estiver erosionada, removemos o remanescente e colocamos o enxerto de cartilagem (com espessura normal) sobre o estribo. Isso às vezes facilita a condução do som e evita o uso de próteses como PORPs.
18) Depois que a cartilagem "Pac-Man" e colocada, reposicionamos o retalho timpanomeatal. Vemos as folgas que há (Figs. 4-10 e 4-11).
19) Levantamos novamente o retalho timpanomeatal e colocamos o pericôndrio de um dos lados da cartilagem do *tragus*. Esse pericôndrio serve para selar quaisquer folgas que houver (Fig. 4-12).
20) Após o pericôndrio ajustado, o retalho é novamente reposicionado e Gelfoam é posto no conduto auditivo externo para ajudar a dar suporte a esse enxerto composto.

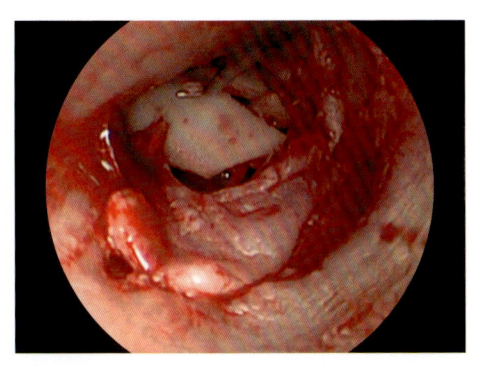

Fig. 4-10. Cartilagem tipo "Pac-Man".

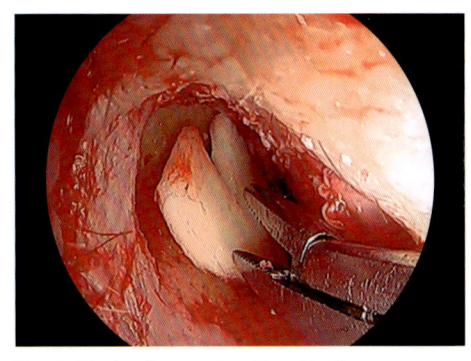

Fig. 4-11. Cartilagem tipo "Pac-Man".

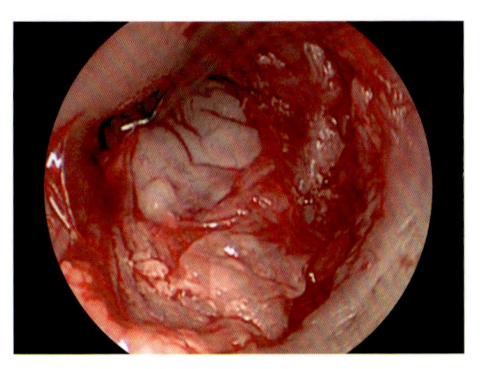

Fig. 4-12. Colocação de pericôndrio sobre a cartilagem e abaixo do retalho timpanomeatal.

VANTAGENS

A abordagem endoscópica introduziu uma nova perspectiva para a cirurgia de ouvido. Quando comparados com os microscópios, os endoscópios podem fornecer imagens maiores e melhores da orelha média, com melhor visualização de estruturas, como o orifício da tuba, a articulação incudostapediana e os nichos de janela oval/redonda.

A técnica de timpanoplastia endoscópica pode ser benéfica em pacientes com canais auditivos estreitos, na presença de perfurações da membrana timpânica anterior, em pacientes com protrusões ósseas no canal auditivo e nos casos em que as bordas das perfurações não podem ser facilmente visualizadas.[30] As vantagens da abordagem endoscópica da timpanoplastia incluem:

1) Os endoscópios fornecem uma visão mais ampla e angulada das estruturas finas no ouvido médio.[31]
2) Não requer grandes incisões (incisões pós-auriculares, endaurais), curetagem ou canaloplastia do canal auditivo externo, reduzindo assim a lesão tecidual.
3) O tempo de operação é menor, reduzindo a exposição a agentes anestésicos e efeitos colaterais associados.
4) Proporciona menos dor pós-operatória e náuseas e recuperação mais rápida.
5) Proporciona melhores resultados cosméticos.[32]
6) O monitor usado durante a cirurgia endoscópica fornece conteúdo visual para fins de treinamento.[31]
7) Regiões profundas ocultas, como a perfuração timpânica anterior, recesso facial e hipotímpano podem ser visualizadas diretamente.
8) Ao contrário da microscopia, as visualizações podem ser obtidas de mais de um ângulo.
9) Imagens de alta resolução e relativamente nítidas podem ser obtidas.

DESVANTAGENS

Os procedimentos endoscópicos, no entanto, têm várias desvantagens. Dado o diâmetro do endoscópio em relação ao canal auditivo, a dissecção pode ser viável apenas com uma mão e, portanto, ineficiente e desafiadora, principalmente quando há sangue no campo cirúrgico. As principais desvantagens da cirurgia endoscópica da orelha são:

1) As manipulações cirúrgicas devem ser realizadas com uma única mão.
2) Como o monitor oferece visualizações bidimensionais, a percepção de profundidade pode ser difícil.
3) Embaçamento frequente das lentes.
4) Requer boa hemostasia do meato acústico externo, o que pode ser desafiador.
5) Danos potenciais às estruturas circundantes causados pelo calor produzido pela fonte de luz do endoscópio também são motivo de preocupação. Portanto, para evitar lesões por calor, recomenda-se intensidade de luz submáxima (< 40%), remoção-reposicionamento frequente, irrigação do campo cirúrgico e sucção.
6) Ototoxicidade das soluções antiembaçantes.
7) Requer treinamento.

FATORES QUE INFLUENCIAM FALHAS

Uma definição de sucesso da timpanoplastia inclui critérios anatômicos e funcionais, bem como a prevenção de complicações. Portanto, os critérios recomendados para o sucesso na timpanoplastia são os seguintes:

1) Sucesso anatômico.
    a. Enxerto intacto sem perfuração ou lateralização.
2) Sucesso funcional.
    a. Melhora da audição avaliando o intervalo aéreo-ósseo de menos de 20 dB (0,5-3 kHz) ou conservação da audição (se audiometria pré-operatória normal).
    b. Espaço aerado da orelha média (MT na posição anatômica normal).
3) Prevenir complicações.
    a. Ruptura ossicular ou trauma acústico.
    b. Perturbação do paladar (lesão da corda do tímpano).
    c. Lesão neurovascular.

Vários fatores podem ser considerados preditores ruins de sucesso, como:

1) Infecção aguda do ouvido médio com otorreia.[17]
2) Perfurações grandes ou subtotais.[17,33,34]
3) Miringoesclerose significativa.[33]
4) Perfurações marginais ou anteriores.[17,34]
5) Erosão ou patologia ossicular concomitante.[35]

CONCLUSÃO

A timpanoplastia endoscópica "Pac-Man" pode ser considerada uma técnica segura, com taxas de complicações muito baixas, indicando ser uma opção terapêutica confiável. As complicações mais comuns relatadas na literatura incluem:

1) Distúrbios do paladar devido à tração ou secção da corda do tímpano.
2) Perfuração residual ou falha do enxerto, que depende do tamanho e da localização da perfuração, bem como da técnica operatória utilizada.
3) Lesão térmica causada pela transmissão de calor da fonte de luz para o endoscópio. O calor pode levar ao aumento da temperatura dos fluidos labirínticos e à lesão de estruturas nervosas, como o nervo facial, principalmente se estiver deiscente.
4) Ruptura da cadeia ossicular.
5) Colesteatoma iatrogênico, causado por migração epitelial inadequada.
6) Estenose do canal externo.

REFERÊNCIAS BIBLIOGRÁFICAS

1. Sarkar S. A review on the history of tympanoplasty. Indian J Otolaryngol Head Neck Surg 2013 Dec;65(Suppl. 3):455e460.
2. de Vos C, Gersdorff M, Gerard JM. Prognostic factors in ossiculoplasty. Otol Neurotol 2007;28:61-7.
3. Anzola JF, Nogueira JF. Endoscopic techniques in tympanoplasty. Otolaryngol Clin North Am 2016;49:1253-64.
4. Hunter JB, O'Connell BP, Rivas A. Endoscopic techniques in tympanoplasty and stapes surgery. Curr Opin Otolaryngol Head Neck Surg 2016;24:388-94.

5. Lima JCB, Marone SAM, Martucci O et al. Avaliação dos resultados organofuncionais de timpanoplastias por via retroauricular em serviço de residência médica. Braz J Otorhinolaryngol 2011;77(2):63-9.
6. Ayache S. Cartilaginous myringoplasty: the endoscopic transcanal procedure. Eur Arch Otorhinolaryngol 2013 Mar;270(3):853-60.
7. Yadav SPS, Aggarwal N, Julaha M et al. Endoscope-assisted myringoplasty. Singapore Med J 2009;50(5):510.
8. Marchioni D, Alicandri-Ciufelli M, Molteni G et al. Endoscopic tympanoplasty in patients with attic retraction pockets. Laryngoscope 2010;120:1847-55.
9. Doyle WJ. The mastoid as a functional rate-limiter of middle ear pressure change. Int J Pediatr Otorhinolaryngol 2007;71:393-402.
10. Sadé J, Ar A. Middle ear and auditory tube: middle ear clearance, gas exchange, and pressure regulation. Otolaryngol Head Neck Surg 1997;116:499-524.
11. Takahashi H, Sato H, Nakamura H et al. Correlation between middle-ear pressure-regulation functions and outcome of type-I tympanoplasty. Auris Nasus Larynx 2007;34:173-6.
12. Villar-Fernandez M, Lopez-Escamez JA. Outlook for tissue engineering of the tympanic membrane. Audiol Res 2015;5(1):117.
13. Lee P, Kelly G, Mills RP. Myringoplasty: does the size of the perforation matter? Clin Otolaryngol Allied Sci 2002;27(5):331-4.
14. Applebaum LL, Deutsch FC. An endoscopic method of tympanic membrane fluorescein angiography. Ann Otol Rhinol Laryngol 1986;95:439-43.
15. Tseng CC, Lai MT, Wu CC et al. Short-term subjective and objective outcomes of patients receiving endoscopic transcanal myringoplasty for repairing tympanic perforations. Otolaryngol Head Neck Surg 2018;158:337-42.
16. Kaya I, Sezgin B, Sergin D et al. Endoscopic versus microscopic type 1 tympanoplasty in the same patients: a prospective randomized controlled trial. Eur Arch Otorhinolaryngol 2017;274:3343-9.
17. Nardone M, Sommerville R, Bowman J et al. Myringoplasty in a simple chronic otitis media: critical analysis of long-term results in a 1,000-adult patient series. Otol Neurotol 2012;33:48-53.
18. Awad OG, Hamid KA. Endoscopic type 1 tympanoplasty in pediatric patients using tragal cartilage. JAMA Otolaryngol Head Neck Surg 2015;141(6):532-8.
19. Mohamad SH, Khan I, Hussain SSM. Is cartilage tympanoplasty more effective than fascia tympanoplasty? Otol Neurotol 2012;33:699-705.
20. Mokbel KM, Thabet el-SM. Repair of subtotal tympanic membrane perforation by ultrathin cartilage shield: evaluation of take rate and hearing result. Eur Arch Otorhinolaryngol 2013;270:33-6.
21. Zang Z, Huang QH, Zheng YQ et al. Three autologous substitutes for myringoplasty: a comparative study. Otol Neurotol 2011;32:1234-8.
22. Boronat-Echeverria NE, Reyes-Garcia E, Sevilla-Delgado Y et al. Prognostic factors of successful tympanoplasty in pediatric patients: a cohort study. BMC Pediatr 2012;12:67.
23. Mueller CA, Khatib S, Naka A et al. Clinical assessment of gustatory function before and after middle ear surgery: a prospective study with a two year follow-up period. Ann Otol Rhinol Laryngol 2008;117:769-77.
24. Hartzell LD, Dornhoffer JL. Timing of tympanoplasty in children with chronic otitis media with effusion. Curr Opin Otolaryngol Head Neck Surg 2010;18(6):550-3.
25. Teh BM, Marano RJ, Shen Y et al. Tissue engineering of the tympanic membrane. Tissue Eng B Rev 2013;19:116-32.
26. Kwong KM, Smith MM, Coticchia JM. Fat graft myringoplasty using umbilical fat. Int J Pediatr Otorhinolaryngol 2012;76:1098-101.
27. Acar M, Yazıcı D, San T et al. Fat-plug myringoplasty of ear lobule vs abdominal donor sites. Eur Arch Otorhinolaryngol 2015;272(4):861-6.

28. Gun T, Sozen T, Boztepe OF et al. Influence of size and site of perforation on fat graft myringoplasty. Auris Nasus Larynx 2014;41(6):507-12.
29. Konstantinidis I, Malliari H, Tsakiropoulou E et al. Fat myringoplasty outcome analysis with otoendoscopy: who is the suitable patient? Otol Neurotol 2013;34(1):95-9.
30. Poe DS, Bottrill ID. Comparison of endoscopic and surgical explorations for perilymphatic fistulas. Am J Otol 1994 Nov;15(6):735e738.
31. Kojima H, Komori M, Chikazawa S et al. Comparison between endoscopic and microscopic stapes surgery. Laryngoscope 2014 Jan;124(1):266e271.
32. Pothier DD. Introducing endoscopic ear surgery into practice. Otolaryngol Clin North Am 2013 Apr;46(2):245e255.
33. Furukawa T, Watanabe T, Ito T et al. Feasibility and advantages of transcanal endoscopic myringoplasty. Otol Neurotol 2014;35:140-5.
34. Marchioni D, Gazzini L, de Rossi S et al. The management of tympanic membrane perforation with endoscopic type 1 tympanoplasty. Otol Neurotol 2020;41:214-21.
35. Albu S, Babighian G, Trabalzini F. Prognostic factors in tympanoplasty. Am J Otol 1998;19:136-40.

MASTOIDECTOMIA ENDOSCÓPICA

CAPÍTULO 5

Vagner Antonio Rodrigues da Silva ▪ João Flávio Nogueira
Arthur Menino Castilho

INTRODUÇÃO

A primeira mastoidectomia radical que removeu o conduto auditivo externo (CAE), membrana timpânica e cadeia ossicular ocorreu no final do século XIX. A utilização do microscópio, em meados do século XX, tornou possível a dissecção do osso mais precisa, além de reconstruções ossiculares e da membrana timpânica que revolucionaram conceitos e refinaram o tratamento cirúrgico das otites médias crônicas (OMC).[1,2] A finalidade da mastoidectomia é erradicar a doença, manter o ouvido seco e melhorar a audição do paciente, se for possível.

Os microscópios modernos oferecem visão binocular tridimensional e a realização da cirurgia com as duas mãos, mas a visualização de recessos mais profundos na orelha média é limitada. As cirurgias realizadas com microscópio frequentemente requerem incisões retroauriculares ou endaurais, retração de tecidos moles ou amplo broqueamento da mastoide para visualização adequada do campo cirúrgico.[3] As abordagens cirúrgicas ao ático com o microscópio resultam em acesso limitado ao epitímpano anterior e remoção extensa do osso do conduto auditivo externo (CAE).[4]

Os endoscópios permitem abordar a doença transcanal, reduzindo a necessidade de incisões retroauriculares/endaurais e canaloplastia. Um bom acesso endoscópico transcanal ao epitímpano e ao antro pode ser realizado pela remoção de pouco osso do CAE. A maior parte do colesteatoma origina-se na caixa timpânica e depois se espalha para a mastoide. A remoção do colesteatoma através do CAE é mais funcional. As desvantagens do uso do endoscópio incluem a cirurgia com apenas uma mão que requer habilidades cirúrgicas e treinamento. O sangramento é um dos maiores problemas. O cirurgião que decide fazer cirurgia com o endoscópio deve dominar a técnica com o microscópio porque pode ser necessária a conversão entre 4,3% e 23,8% dos casos.[5]

O epitímpano (ático) é o local mais comum de envolvimento com o colesteatoma, sendo muito estudado ao longo do século XX (Fig. 5-1). Em 1946, Chatellier e Lemoine estudaram cortes histológicos do osso temporal de recém-nascidos e descreveram um "diafragma ático-timpânico" que resulta em clara separação entre o ático e o mesotímpano.[6] Palva, através de observações meticulosas de cadáveres saudáveis e doentes definiu de forma mais anatômica e usou o termo "diafragma epitimpânico" e enfatizou o papel do "istmo timpânico" (IT) na ventilação do ático.[7,8] Ele também descreveu vários espécimes doentes em crianças e demonstrou patologia envolvendo o istmo.[9]

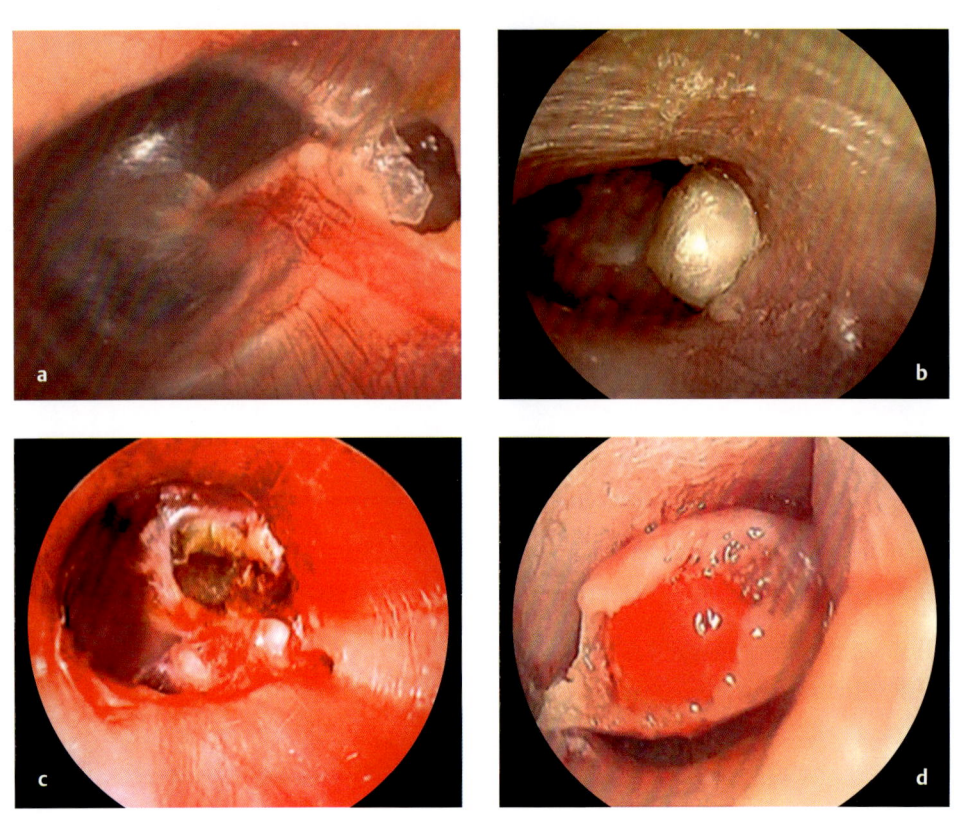

Fig. 5-1. Formas diferentes de apresentação do colesteatoma. (**a**) Erosão atical. (**b**) Pérola epitimpânica. (**c**) Erosão e tecido de granulação na região supratubárea. (**d**) Granuloma obliterando o conduto auditivo externo.

A principal via de ventilação entre a tuba auditiva e o espaço epitimpânico e mastóideo passa pelo IT. A presença de mucosas ou tecido de granulação no IT impede a via principal de ventilação, excluindo o epitímpano do mesotímpano. No caso de bloqueio do IT associado a um *tensor fold* completo, o espaço epitimpânico e mastóideo não recebem ventilação.[10] Esta condição pode levar à retração do ático e ao desenvolvimento de colesteatoma nessa região. Explicaria a presença de *pars tensa* de aparência normal e da tuba auditiva de funcionamento normal, juntamente com a retração seletiva do ático.[11] Com base nisso, a orientação e a integridade do *tensor fold* podem ter um papel determinante na fisiopatologia da doença do ático.[6,10,12]

EMBRIOLOGIA

Os espaços da orelha média são formados a partir de quatro bolsas ou sacos (o *saccus anticus*, *saccus medius*, *saccus superior* e *saccus posticus*) que surgem da tuba auditiva. O ático é formado a partir do *saccus medius*, que se divide em três sáculos, anterior, médio e posterior. O recesso supratubário pode ser formado pelo *saccus anticus*. O sáculo anterior do *saccus medius* encontra com o *saccus anticus* de crescimento mais lento no nível do semicanal do tensor do tímpano, formando assim o *tensor fold* posicionado horizontalmente. O *saccus anticus* também pode estender-se para cima até o *tegmen*, empurrando o *tensor fold* para uma posição quase vertical, formando um espaço supratubário bem desenvolvido. A expansão óssea da tuba auditiva para formar o recesso supratubário começa em um estágio fetal tardio e continua durante toda a infância. O crescimento da cavidade timpânica, do ático e do antro mastóideo está praticamente completo ao nascimento.[6,13]

ANATOMIA

O conhecimento da anatomia dos compartimentos timpânicos é crucial para a compreensão e o tratamento de infecções crônicas do ouvido médio.[14] Palva *et al.*.[7] descreveram o IT como a principal via para a ventilação mastóidea e do epitímpano. A via de aeração da tuba auditiva leva diretamente ao mesotímpano e ao hipotímpano, enquanto o epitímpano está longe da corrente direta de ar. Ishii *et al.*[15] demonstraram que a área de IT está relacionada com o grau de pneumatização dos ossos temporais e que em cadáveres com e sem otite média crônica (OMC) a área mais estreita da IT foi menor do que naqueles com OMC. Alguns trabalhos têm relatado bloqueio da IT com algumas alterações patológicas, como colesteatoma, timpanosclerose, mucosa inchada e secreções mucoides.[16,17]

Epitímpano

O epitímpano é dividido em posterior e anterior. A delimitação entre o epitímpano anterior (EA) e posterior (EP) depende das variações anatômicas de estruturas importantes, como a crista transversa ou "COG" e o *tensor fold*. Na maioria das pessoas, a demarcação entre o epitímpano anterior e o posterior é representada pela crista transversa, um septo ósseo que se origina no *tegmen* cranialmente, que se dirige verticalmente em direção ao processo cocleariforme na frente da cabeça do martelo.[6,14]

Grande parte do EP é ocupada pela cabeça e pelo ramo curto da bigorna, juntamente com a cabeça do martelo. A porção lateral do EP é estreita e dividida pela prega incudomaleolar lateral em duas porções adicionais, os epitímpanos laterais superior e inferior, posicionados separadamente um acima do outro. A prega incudomaleolar origina-se na extremidade posterior do curto processo da bigorna e na porção lateral da prega posterior da bigorna, continuando anteriormente entre o corpo da bigorna, a cabeça do martelo e a face lateral do ático.[14] Nesse nível, a prega se dobra inferiormente, unindo a prega do ligamento maleolar posterior e a prega do ligamento maleolar lateral, com a qual forma a região medial e superior do espaço de Prussak.

O ático lateral inferior é delimitado superiormente pela prega incudo-maleolar lateral. Esta área anatômica está em uma posição mais baixa do que o diafragma epitimpânico em comunicação com o mesotímpano subjacente. A ventilação do ático lateral inferior é oferecida pela região mesotimpânica. Em uma posição mais cranial do que o ático lateral inferior encontra-se o ático lateral superior, cujo assoalho ou limite inferior é representado pela prega incudomaleolar. Juntamente com o ático medial, esta área anatômica é chamada de ático superior ou unidade superior.

O ático superior está em comunicação com o mesotímpano através do istmo timpânico subjacente e, posteriormente, é aberto para o *aditus ad antrum*. Seu limite superior é o *tegmen*, o limite inferior é a segunda porção do nervo facial, e lateralmente é delimitado pela parede lateral óssea do ático. O ático superior é ventilado através do istmo. A unidade inferior é formada pelo espaço reduzido representado pelo espaço de Prussak, que é separado em sua anatomia e ventilação da unidade superior por sua abóbada, representada pela prega ligamentar maleolar lateral. Esta porção epitimpânica inferior é ventilada na maioria dos casos da bolsa posterior através do mesotímpano.[14]

Tradicionalmente, a mastoidectomia com remoção da cabeça do martelo e da bigorna é necessária para visualizar o limite anterior do espaço epitimpânico. O *tensor fold*, sendo uma estrutura mucosa, nem sempre é fácil de identificar em condições inflamatórias. Por outro lado, a crista transversa tem sido considerada um marco ósseo mais fácil de identificar após a mastoidectomia e remoção dos ossículos.

O epitímpano anterior é delimitado anteriormente pela raiz do arco zigomático, superiormente pelo *tegmen* timpânico, lateralmente pelo osso timpânico e pela corda tímpano, e medialmente por uma parede óssea que o separa da fossa geniculada, que contém o gânglio homônimo. Seu limite inferior é representado pelo *tensor fold*, que a separa do recesso supratubário.

Tensor Fold

O *tensor fold* deriva da fusão dos dois sacos embrionários que se desenvolveram durante a formação primitiva da cavidade timpânica: o *saccus anticus* e o *saccus medius*. O *saccus anticus* se estende para cima anteriormente ao tendão do tensor do tímpano para formar a bolsa anterior de von Tröltsch. O *saccus medius* forma o ático. Essa origem embriológica leva-nos a considerar o *tensor fold* como uma fronteira anatômica entre o protímpano e o epitímpano.

Apresenta anatomia variável. É incompleto em apenas 25% dos casos, permitindo uma via alternativa de ventilação direcionada do recesso supratubáreo em direção ao *tegmen*. Estende-se lateralmente do semicanal do músculo tensor do tímpano até a face lateral do protímpano, aderindo posteriormente ao processo cocleariforme e ao tendão do tensor do tímpano, anteriormente caminha até a raiz do osso zigomático para formar o assoalho do epitímpano. Se ele se insere na crista transversal, sua direção é quase vertical, enquanto, insere-se no *tegmen* tubário, sua direção é horizontal.

Na maioria dos casos, a curvatura é de cerca de 45° e sua inserção mais frequente encontra-se na porção central do *tegmen*. Em pacientes com colesteatoma no ático, foi observado o *tensor fold* completo em quase todos os pacientes estudados e a direção da prega foi, na maioria dos casos, horizontal.[12] Em geral, a largura do recesso supratubário subjacente varia dependendo de seu ângulo.

Durante a cirurgia, nos distúrbios ventilatórios setoriais causados pelo bloqueio do istmo, é essencial criar uma via ventilatória direta alternativa entre o protímpano e o epitímpano anterior a partir de uma seção da porção central da do *tensor fold*. O EA pode ser formado a partir de uma única grande célula ou por várias pequenas células. Isso torna o EA um espaço anatômico variável na direção anteroposterior. Indivíduos acometidos por colesteatoma limitado ao ático mostraram um volume reduzido dos limites ósseos do epitímpano anterior. As pequenas cavidades epitimpânicas anteriores podem ser prova de "desventilação" seletiva do ático.[11]

Devido a localização e orientação do *tensor fold*, não pode ser visto através das tradicionais abordagens microscópicas transcanal e transmastóidea ao epitímpano anterior. A única exceção é um olhar determinado para esta estrutura através de um recesso facial amplamente aberto, e somente após a remoção da bigorna.[18]

Espaço de Prussak

Os limites medial e inferior do espaço de Prussak são formados respectivamente pelo pescoço e pelo processo curto do martelo. O limite superior é a prega do ligamento maleolar lateral, que também representa o assoalho do espaço maleolar lateral. Este ligamento se insere lateralmente na parede medial. A prega maleolar lateral é íntegra na maioria dos casos.

A região anterior da área de Prussak é delimitada por prega fina e membranosa entre a membrana timpânica e a prega do ligamento maleolar anterior, que se insere lateralmente na membrana timpânica e medialmente no pescoço e no cabo do martelo. Em alguns casos, essa dobra está ausente, causando uma trajetória de ventilação anterior adicional para o espaço de Prussak. A parede lateral é representada pela membrana de Sharpnell. A parede posterior é representada por uma grande bolsa posterior (a bolsa posterior de von Tröltsch), que é a principal via de ventilação.

A bolsa de von Tröltsch é delimitada lateralmente pela *pars tensa* e pela *pars flaccida* da membrana timpânica, e medialmente pela prega maleolar posterior, que se origina da porção posterior do pescoço do martelo e se insere posteriormente no anel timpânico posterior. Esta bolsa posterior desenvolve-se em uma direção posteroinferior e se abre na porção mais cranial do mesotímpano. Na maioria das pessoas, a ventilação do espaço de Prussak ocorre através da comunicação com o mesotímpano, a única via de ventilação que é separada do epitímpano superior. Esta via de ventilação do compartimento epitmpânico inferior através da bolsa posterior de von Tröltsch é estreita, especialmente em comparação com a via de ventilação através do istmo timpânico, que areja o compartimento epitimpânico superior e é mais larga.

A redução anatômica da passagem até o fechamento da bolsa posterior, especialmente a presença de secreções espessas e viscosas dentro do espaço de Prussak podem causar uma desventilação setorial crônica associada a uma retração da membrana de Sharpnell e sua adesão ao colo do martelo. Embora o espaço de Prussak seja anatomicamente inseparável do epitímpano, em termos de ventilação e drenagem, representa uma unidade independente. Esse espaço pode ter um bloqueio e/ou uma obliteração sem qualquer envolvimento dos compartimentos acima do diafragma epitimpânico, como os epitímpanos anterior e posterior, o *aditus ad antrum* e as células mastóideas.

Estudos em cadáveres de indivíduos com tubos de ventilação para retração epitimpânica, mostraram que, apesar do tratamento cirúrgico, ainda havia desventilação atical. Assim, a gênese do colesteatoma ático seria um fechamento progressivo da via de ventilação da unidade epitimpânica inferior inicialmente derivada da inflamação do tecido mucoso na bolsa posterior e no espaço de Prussak, e, em seguida, a partir da formação de tecido de granulação que progressivamente provoca um bloqueio total para a passagem de ar a partir desta via. Esses eventos podem levar à retração da membrana de Sharpnell em direção ao pescoço do martelo. O posicionamento de um tubo de ventilação provoca uma melhora na ventilação mesotimpânica e hipotimpânica, mas não aborda o bloqueio na bolsa posterior e o processo de retração seria irreversível.

PRINCÍPIOS E INDICAÇÃO DA MASTOIDECTOMIA ENDOSCÓPICA

Dois estudos[19,20] demonstraram menores taxas de doença residual em abordagens endoscópicas para remoção de colesteatoma (20%) em comparação com 40% em casos exclusivamente microscópicos e 34,4% com abordagens de *canal wall down* (CWD) (p > 0,05). Os princípios da cirurgia endoscópica da orelha média estão resumidos no Quadro 5-1. As indicações e contraindicações para o uso do endoscópio estão nos Quadros 5-2 e 5-3.

Quadro 5-1. Princípios da Cirurgia Endoscópica na Orelha Média

I. Avaliar a via de ventilação do istmo
II. Remoção do tecido inflamatório ou criação de um novo istmo com ossiculoplastia
III. Abrir o *tensor fold* para criar uma rota de ventilação acessória para o epitímpano

Quadro 5-2. Indicações para Uso do Endoscópio em Colesteatomas ou Retração Atical

I. Doença com extensão limitada ao ático
II. Lesão obliterando mastoide ebúrnea e pequena, com *tegmen* rebaixado
III. Nas cirurgias de timpanomastoidectomias, principalmente nas *canal-wall up*, com microscópio, para revisão dos recessos como o seio timpânico, epitímpanos anterior e posterior, recesso supratubáreo e recesso facial, que são regiões com maior risco de doença residual e têm difícil visualização com o microscópio

Quadro 5-3. Contraindicações para o Uso do Endoscópio em Colesteatomas

I. Pacientes submetidos a outros procedimentos de mastoidectomia de cavidade fechada com insucesso, devem ser submetidos à cirurgia com muro baixo
II. Erosão do CAE que impeça a sua reconstrução
III. Erosão da cápsula ótica por colesteatoma em que a matriz não pode ser totalmente removida pelo risco de fístula labiríntica
IV. Paciente com colesteatoma no único ouvido que escuta

Há evidências de que o uso do endoscópio está associado à melhora da qualidade de vida relacionada com a saúde no pós-operatório. Os pacientes submetidos à ressecção de colesteatoma via endoscópica demonstraram a menor restrição na função auditiva, sintomas auditivos e domínios de saúde mental em comparação com as abordagens transcanal, transmastóidea e CWD. A diferença nos sintomas auditivos (otalgia, otorreia, plenitude aural, cefaleia, perda auditiva) foi estatisticamente significativa.[21]

AVALIAÇÃO PRÉ-OPERATÓRIA

Além da meatoscopia e observação detalhada da membrana timpânica, o planejamento pré-operatório inclui um exame completo de cabeça e pescoço. A avaliação da cavidade nasal com nasofibroscópio é importante. Pacientes com sintomas alérgicos devem ser tratados adequadamente. Em crianças, a avaliação da adenoide é necessária e, se indicado, a adenoidectomia deve ser realizada antes da cirurgia no ouvido. Infecções ativas devem ser tratadas com gotas de antibióticos tópicos antes da cirurgia. Audiometria e imitanciometria devem ser realizadas em todos os casos. O exame de tomografia computadorizada de mastoide é importante para o planejamento da cirurgia.

CIRURGIA (QUADROS 5-4 A 5-6)

Quadro 5-4. Materiais Sugeridos para Cirurgia de *Glomus* Timpânico Via Endoscópica

Endoscópio
- 3 mm de diâmetro
- 14 cm de comprimento
- Diferentes graus de angulação (0°, 30°, 45°, 70°)

Câmera
- 3 *chips* de alta definição

** Sempre deixe preparado um microscópio pronto para ser utilizado em caso de necessidade de conversão.

Monitorização do nervo facial

Quadro 5-5. Preparo do Paciente

I. Anestesia local com lidocaína ou bupivacaína com epinefrina ou ropivacaína é infiltrada na pele do conduto auditivo externo em todos os quadrantes (anterior, posterior, inferior e superior), *tragus* e área pós-auricular
II. Aparar o excesso de pelos do CAE para evitar manchas de sangue ou embaçamento na ponta do endoscópio
III. Epinefrina tópica 1:1.000 no algodão colocado na pele do conduto auditivo externo e na membrana timpânica ajuda a reduzir o sangramento

Quadro 5-6. Principais Dificuldades do Uso do Endoscópio para Cirurgias de Colesteatomas

I. Curva de aprendizagem para cirurgiões que estão habituados e têm bons resultados com uso do microscópio
II. Uso de apenas uma mão para dissecção
III. Uso de câmeras de baixa resolução
IV. Falta de endoscópios com diferentes angulações e que facilitam a visualização dos recessos
V. Dificuldade do controle do sangramento
VI. Durante o broqueamento, surgimento de pó de osso que bloqueia a visualização.

TÉCNICA

1. Mantenha a saída de intensidade de luz do endoscópio em 50% ou menos. Normalmente, 30% é o suficiente.
2. Anestesia geral hipotensiva com pressão arterial sistólica em torno de ou < 90 mmHg e PAM (pressão arterial média) entre 75-80 mmHg.
3. Mantenha a cabeça do paciente elevada a 15°-30° para reduzir o sangramento.
4. Um amplo retalho timpanomeatal posterior é elevado pela incisão do canal entre 2' a 5' do relógio para a orelha direita e entre 10' a 7' do relógio para a orelha esquerda (Fig. 5-2).
5. Utilize bolas de algodão ou cotonoides embebidos em adrenalina durante a elevação do retalho timpanomeatal.
6. O colesteatoma deve ser seguido transcanal a partir da orelha média.
7. A bigorna é removida, se houver sinal de erosão ou caso esteja completamente englobada pelo colesteatoma (Figs. 5-3 e 5-4).
8. A cabeça do martelo deve ser removida para limpar a doença envolvendo o espaço epitimpânico anterior (Fig. 5-5).
9. Após a retirada da cabeça do martelo, é possível visualizar *o tensor fold* (Fig. 5-6).

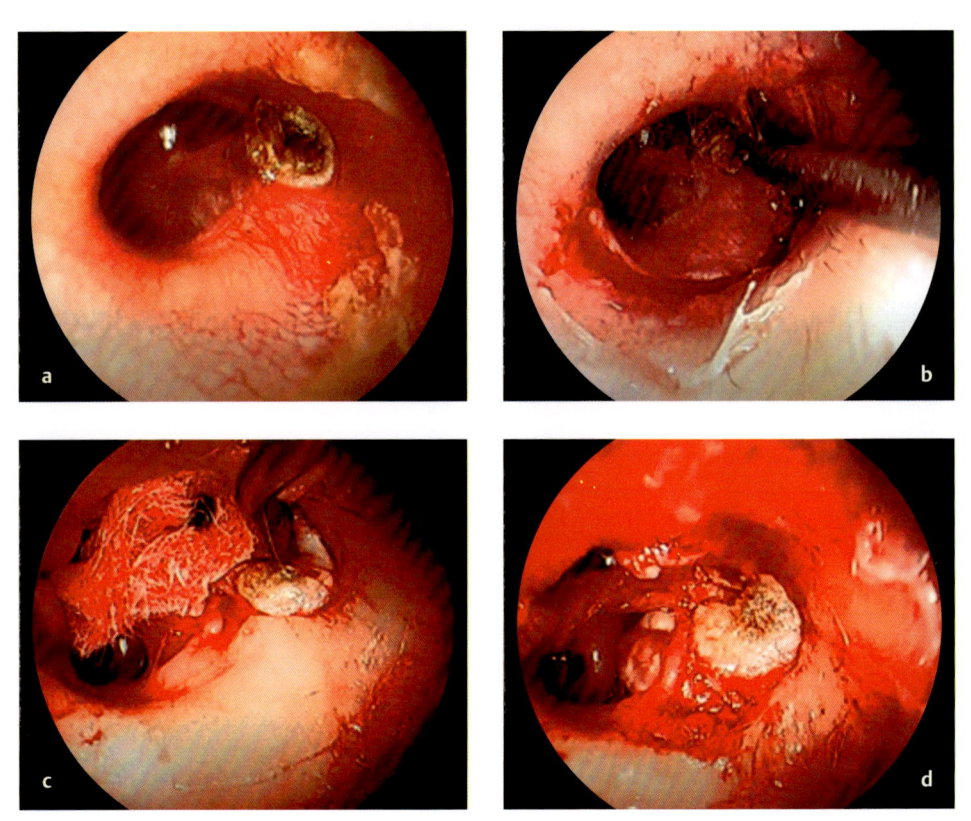

Fig. 5-2. (**a**) Meatoscopia da orelha esquerda mostrando lesão na região atical. (**b**) Incisões para confecção do retalho timpanomeatal. (**c**) Elevação do retalho timpanomeatal. (**d**) Retalho timpanomeatal elevado, mostrando lesão colesteatomatosa ocupando todo o epitímpano.

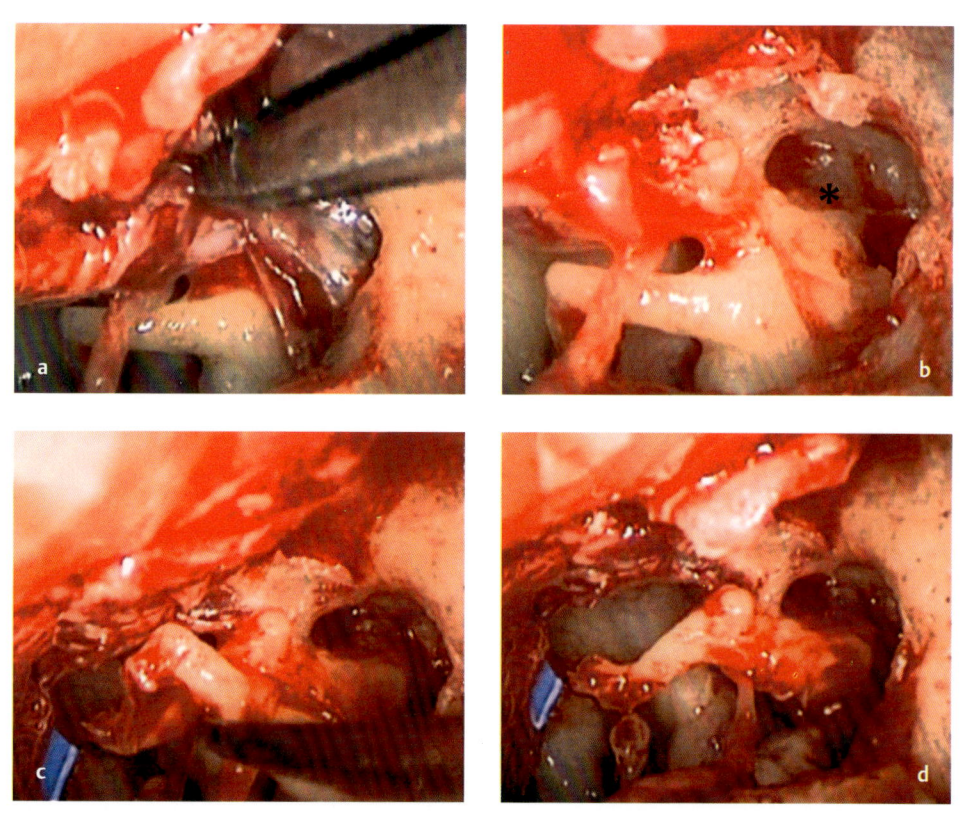

Fig. 5-3. Paciente com retração atical, após a elevação do retalho timpanomeatal e exploração do epitímpano, no qual foi detectada erosão parcial da cabeça do martelo e da bigorna (asterisco). (**a**) Elevação do retalho timpanomeatal e exploração do epitímpano. (**b**) Evidência de erosão da cabeça da bigorna e do martelo. (**c**) Remoção da bigorna. (**d**) Caixa timpânica após remoção da bigorna.

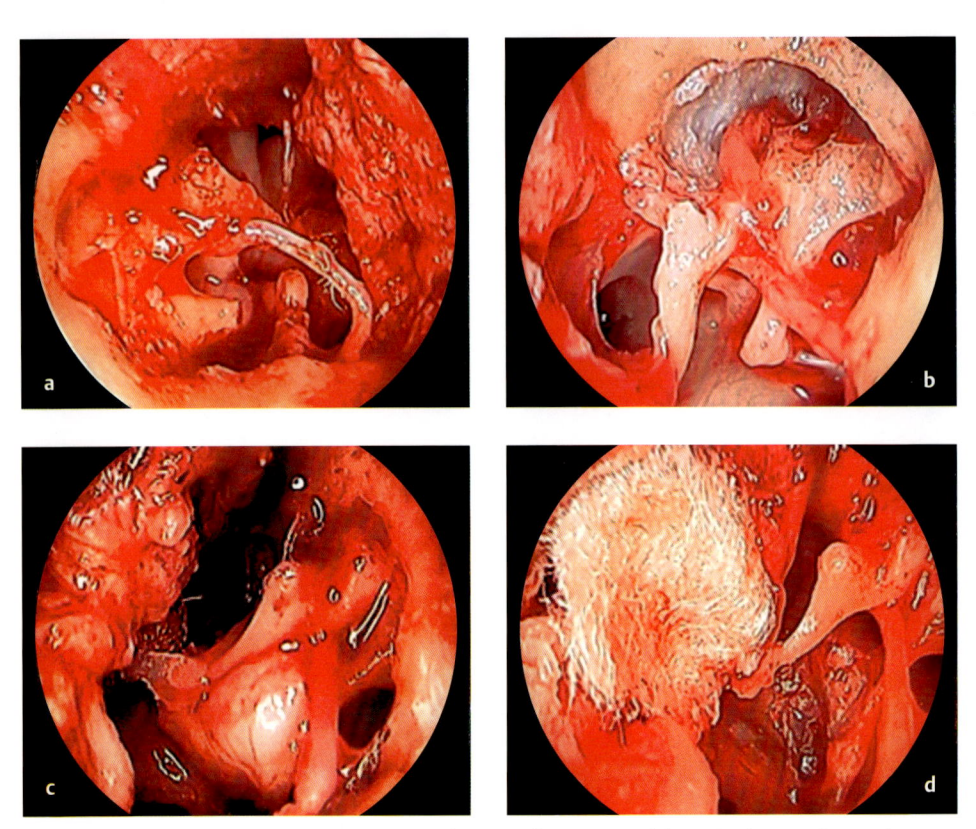

Fig. 5-4. Exemplos de erosões da bigorna causadas por colesteatoma. (**a**) Erosão do ramo longo da bigorna. (**b**) Erosão da cabeça da bigorna. (**c**) Colesteatoma em mesotímpano. (**d**) Erosão parcial do ramo longo da bigorna e também da supraestrutura do estribo, evidenciando a platina.

MASTOIDECTOMIA ENDOSCÓPICA

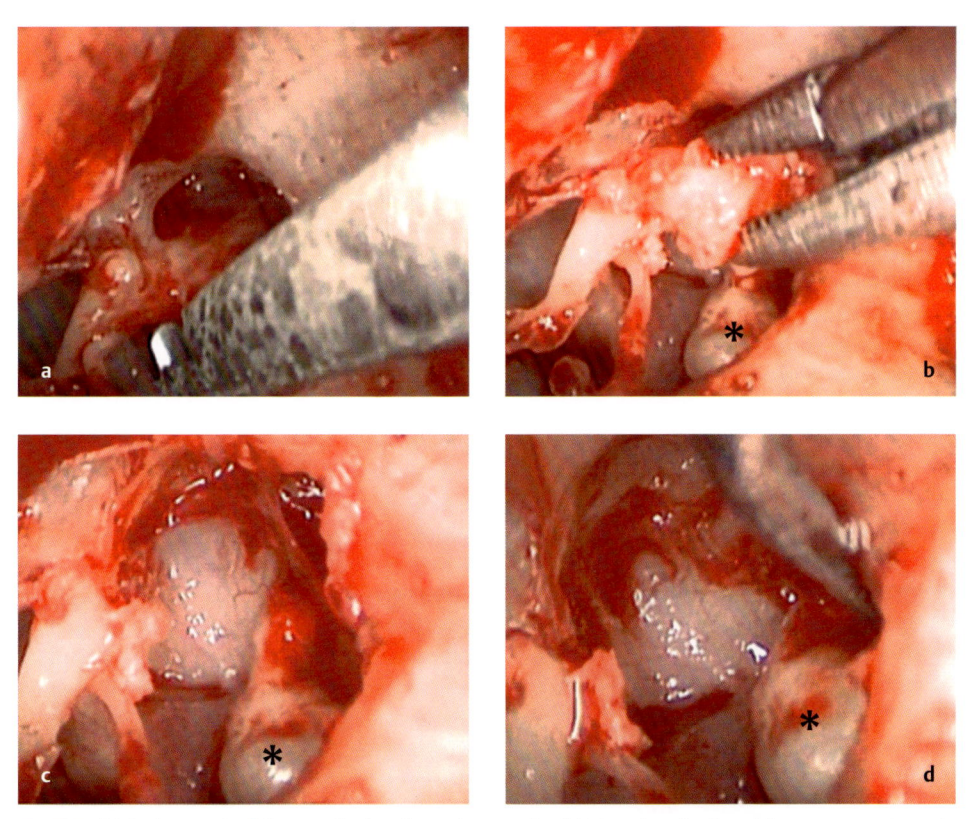

Fig. 5-5. (**a**) Maleotomia. (**b**) Retirada da cabeça do martelo. (**c**) Visualização do epitímpano anterior após a maleotomia. (**d**) Exploração do epitímpano posterior para a retirada da lesão. Asterisco – colesteatoma.

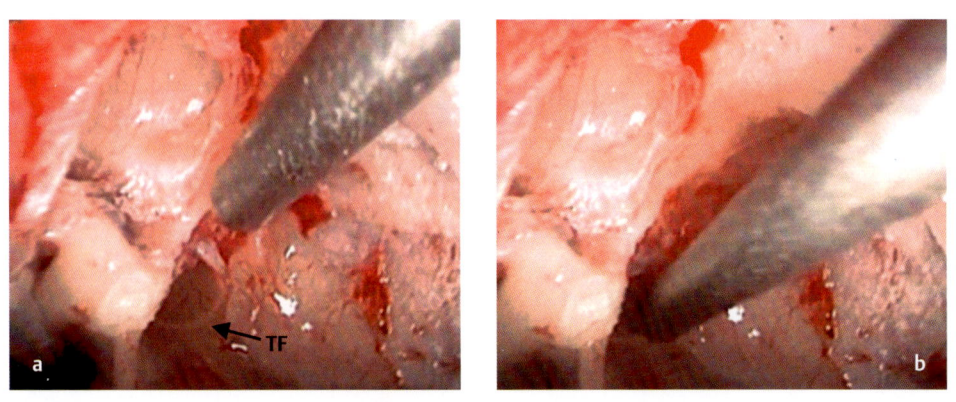

Fig. 5-6. Abertura do *tensor fold*. A remoção da cabeça do martelo permitiu ótima visualização do *tensor fold*, sendo realizada sua abertura. (**a**) Identificação do *tensor fold*. (**b**) *Tensor fold* sendo aberto. TF, *tensor fold*.

10. A abertura do epitímpano (aticotomia) deve ser realizada seguindo a doença, com cureta e/ou broca (Figs. 5-7 e 5-8). Utilize uma broca diamantada de 2 mm sob irrigação intermitente. O broqueamento pode ser difícil devido à falta de visualização adequada.
11. Proteja o retalho timpanomeatal do caminho da broca, refletindo-o anterior e inferiormente sobre o tímpano. Também pode ser coberto com um pequeno pedaço de papel-alumínio da embalagem do fio de *vicryl*.
12. Inicie o broqueamento na borda superior do ático, sendo extremamente cuidadoso para não permitir que a broca "salte". Abra em direção ao *tegmen* da fossa média para abrir o antro.
13. Curete a parede lateral do ático até expor o antro. Deve ter exposição total da porção timpânica do nervo facial e da cúpula do canal semicircular lateral (CSCL).
14. A cúpula do CSCL lateral pode ser exposta curetando a borda óssea do canal auditivo (*scutum*), expondo a fossa *incudis* e abrindo todo o caminho em direção ao *tegmen*. É melhor evitar o uso de uma broca neste local (Fig. 5-9).
15. Não remover a região inferior do canal auditivo ósseo abaixo da saída do nervo corda do tímpano. Geralmente, não há colesteatoma. O CSCL e o nervo facial descendente correm risco de lesão. Além disso, a remoção óssea excessiva inferiormente tornaria a reconstrução da parede do CAE muito difícil, se não impossível.

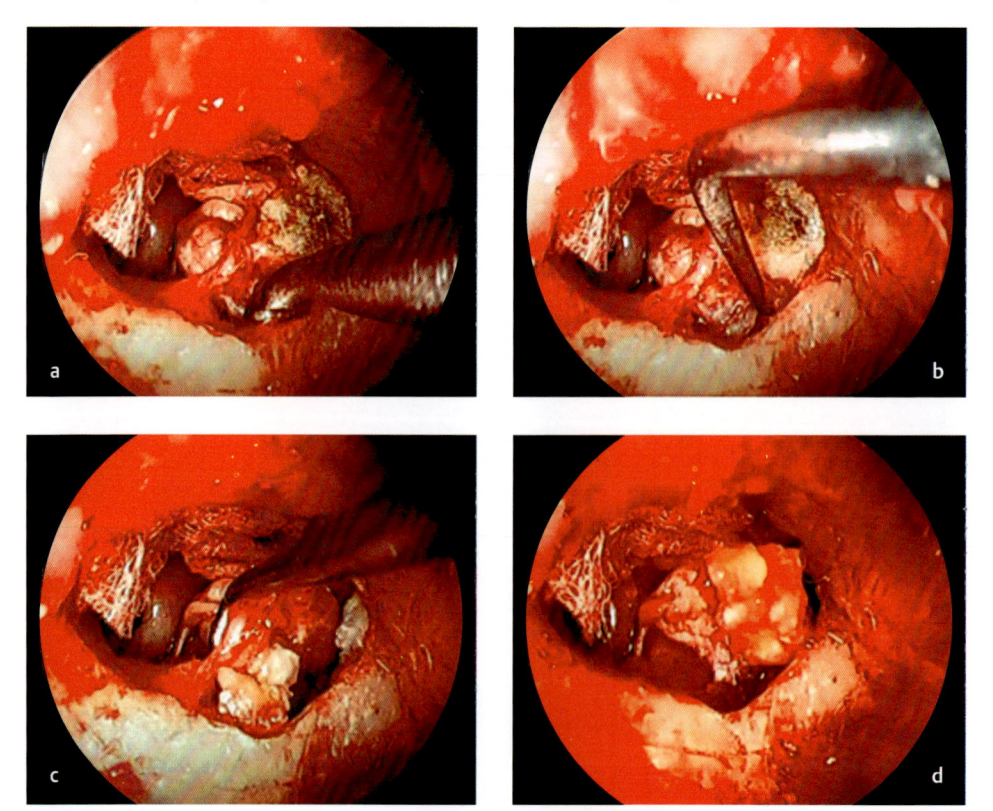

Fig. 5-7. (**a**) Curetagem da parede lateral do ático. (**b**) Explorado o ático com um gancho para retirar parte do colesteatoma. (**c**) Início da limpeza do ático e retirada do colesteatoma. (**d**) Parte da doença removida do ático.

MASTOIDECTOMIA ENDOSCÓPICA   47

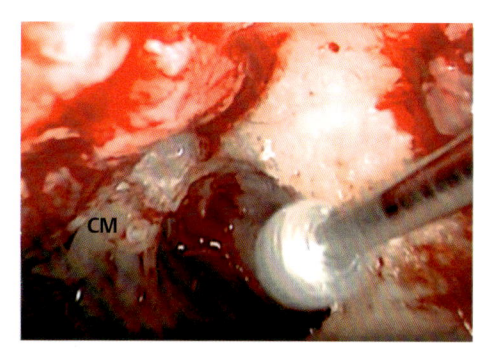

Fig. 5-8. Broqueamento do epitímpano em paciente com colesteatoma atical. Foram retiradas, por infiltração da doença, a bigorna e a cabeça do martelo. CM – cabo do martelo.

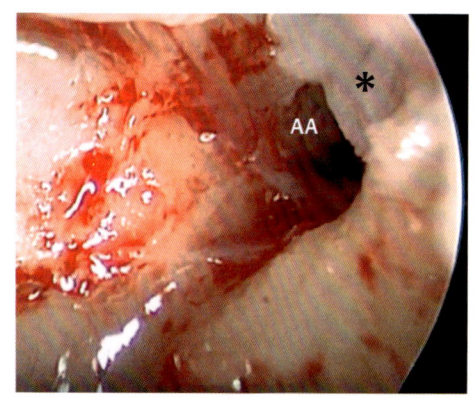

Fig. 5-9. Após a retirada da lesão, é importante fazer a exploração do *aditus-ad-antrum* e da fossa *incudis* com uma óptica de 30° ou 45° para fazer revisão cirúrgica. AA – *adittus ad antrum*. Asterisco – colesteatoma residual.

16. Essas etapas foram continuadas até que o final do saco do colesteatoma fosse atingido.
17. O colesteatoma deve ser removido sob total visão. Locais ocultos comuns de colesteatoma devem ser cuidadosamente verificados, como tímpano sinusal, epitímpano anterior, cavidade mastóidea, seio posterior, hipotímpano e protímpano.
18. Se for necessária, a reconstrução ossicular pode ser feita com a bigorna autóloga esculpida, se não estiver necrosada ou com cartilagem.
19. O defeito da MT e a parede posterior do canal são reconstruídos com cartilagem do *tragus* e reforçada com pericôndrio ou fáscia temporal (Fig. 5-10).
20. O CAE é preenchido com Gelfoam.

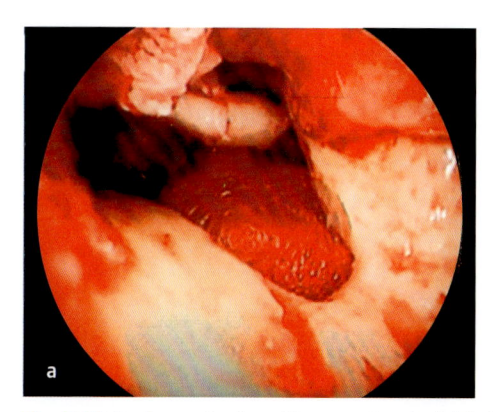

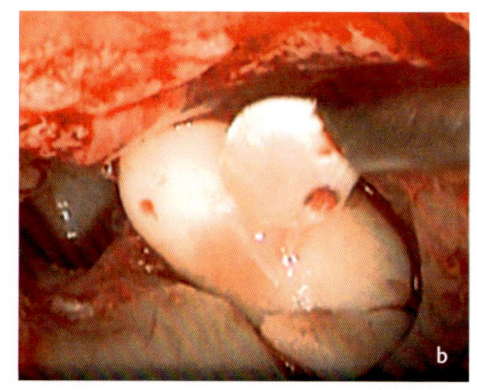

Fig. 5-10. Fechamento da epitimpanectomia. (**a**) Epitimpanectomia extendida, preenchida por gelfoam. (**b**) Utilização de cartilagem para realizar o fechamento antes da utilização da fáscia temporal ou pericôndrio.

CONCLUSÃO

O endoscópio pode ser utilizado exclusivamente para remoção de colesteatomas localizados no epitímpano, principalmente em mastoides pequenas e ebúrneas. No caso de doenças com grande erosão do conduto auditivo externo, principalmente nos colesteatomas de conduto, o endoscópio tem pouca aplicabilidade como único material utilizado.

REFERÊNCIAS BIBLIOGRÁFICAS

1. Bento RF, Fonseca AC. A brief history of mastoidectomy. Int Arch Otorhinolaryngol 2013 Apr;17(2):168-78.
2. Bennett M, Warren F, Haynes D. Indications and technique in mastoidectomy. Otolaryngol Clin North Am 2006 Dec;39(6):1095-113.
3. Iannella G, Magliulo G. Endoscopic Versus Microscopic Approach in Stapes Surgery: Are Operative Times and Learning Curve Important for Making the Choice? Otol Neurotol 2016;37(9):1350-7.
4. Tarabichi M. Endoscopic middle ear surgery. Ann Otol Rhinol Laryngol 1999 Jan;108(1):39-46.
5. Kozin ED, Gulati S, Kaplan AB et al. Systematic review of outcomes following observational and operative endoscopic middle ear surgery. Laryngoscope 2015 May;125(5):1205-14.
6. Tarabichi M, Marchioni D, Kapadia M. The Epitympanum Revisited: Endoscopic Anatomy. Indian J Otolaryngol Head Neck Surg 2016 Dec;68(4):490-495.
7. Palva T, Johnsson LG. Epitympanic compartment surgical considerations: reevaluation. Am J Otol 1995 Jul;16(4):505-13.
8. Palva T, Ramsay H, Böhling T. Tensor fold and anterior epitympanum. Am J Otol 1997 May;18(3):307-16.
9. Palva T, Johnsson LG, Ramsay H. Attic aeration in temporal bones from children with recurring otitis media: tympanostomy tubes did not cure disease in Prussak's space. Am J Otol 2000 Jul;21(4):485-93.
10. Li B, Doan P, Gruhl RR et al. Endoscopic Anatomy of the Tensor Fold and Anterior Attic. Otolaryngol Head Neck Surg 2018 Feb;158(2):358-363.
11. Marchioni D, Alicandri-Ciufelli M, Molteni G et al. Selective epitympanic dysventilation syndrome. Laryngoscope 2010 May;120(5):1028-33.
12. Marchioni D, Mattioli F, Alicandri-Ciufelli M et al. Endoscopic evaluation of middle ear ventilation route blockage. Am J Otolaryngol 2010;31(6):453-66.
13. Tono T, Schachern PA, Morizono T et al. Developmental anatomy of the supratubal recess in temporal bones from fetuses and children. Am J Otol 1996 Jan;17(1):99-107.
14. Marchioni D, Piccinini A, Alicandri-Ciufelli M et al. Endoscopic anatomy and ventilation of the epitympanum. Otolaryngol Clin North Am 2013 Apr;46(2):165-78.
15. Ishii M, Igarashi M, Jenkins HA. Volumetric analysis of the tympanic isthmus in human temporal bones. Arch Otolaryngol Head Neck Surg 1987 Apr;113(4):401-4.
16. Diamant M. [The problem of pneumatization development of the mastoid]. Arch Ohren Nasen Kehlkopfheilkd 1955;166(5):369-74.
17. Miyajima I, Honda Y. The clinical significance of the tympanic isthmus related to the development of cholesteatoma. Auris Nasus Larynx 1985;12(3):149-55.
18. Shirai K, Schachern PA, Schachern MG et al. Volume of the epitympanum and blockage of the tympanic isthmus in chronic otitis media: a human temporal bone study. Otol Neurotol 2015 Feb;36(2):254-9.
19. Hunter JB, Zuniga MG, Sweeney AD et al. Pediatric Endoscopic Cholesteatoma Surgery. Otolaryngol Head Neck Surg 2016 Jun;154(6):1121-7.
20. Marchioni D, Soloperto D, Rubini A et al. Endoscopic exclusive transcanal approach to the tympanic cavity cholesteatoma in pediatric patients: our experience. Int J Pediatr Otorhinolaryngol 2015 Mar;79(3):316-22.
21. Lailach S, Kemper M, Lasurashvili N et al. Health-related quality of life measurement after cholesteatoma surgery: comparison of three different surgical techniques. Eur Arch Otorhinolaryngol 2015 Nov;272(11):3177-85.

RECONSTRUÇÃO DA CADEIA OSSICULAR

CAPÍTULO 6

Vagner Antonio Rodrigues da Silva ▪ João Flávio Nogueira
Arthur Menino Castilho

INTRODUÇÃO

O ouvido médio contém os menores ossos do corpo humano – martelo, bigorna e estribo. Suas articulações altamente especializadas permitem a transmissão de ondas sonoras para o ouvido interno, além do aumento da amplitude das ondas sonoras (combinando com a impedância que as ondas sofrem, mantendo assim a intensidade) (Fig. 6-1).[1]

O martelo se assemelha a um taco e consiste em três partes: cabo, pescoço e cabeça. O cabo está firmemente preso à membrana timpânica (MT), desde o umbo até a margem superior (anel timpânico). A cabeça do martelo e o corpo da bigorna formam uma articulação forte e são suspensos por três ligamentos que deixam a cadeia livre para vibrar e transmitir o som da MT para o ouvido interno.

A bigorna tem o processo curto que também é fixado por um ligamento à parede posterior da cavidade, enquanto o processo longo é dobrado perto de sua extremidade e possui uma pequena protuberância óssea que forma uma articulação frouxa fechada por ligamentos com a cabeça do estribo (capítulo).

O estribo é o menor osso do corpo e pesa em torno de 3 mg. Consiste em uma base (platina) apoiada na janela oval e uma cabeça que se articula com a bigorna e é posicionada em um ângulo de 90° em relação ao longo processo da bigorna. A platina tem um diâmetro de 2,96 ± 0,15 mm e se articula na janela oval. É circundado por um ligamento elástico anular, que permite a livre vibração e transmissão do som para a cóclea.[1]

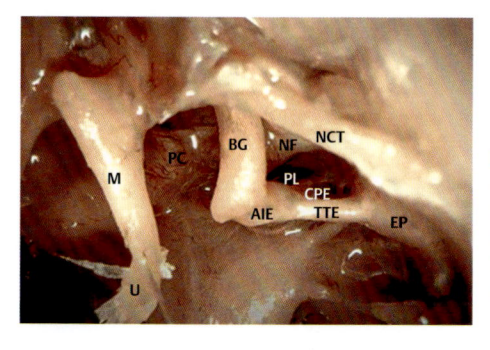

Fig. 6-1. Anatomia do ouvido médio. *AIE*, articulação incudoestapediana; *BG*, bigorna (ramo longo); *CPE*, crura posterior do estribo; *EP*, eminência piramidal; *M*, martelo (cabo); *NCT*, nervo corda do tímpano; *NF*, nervo facial; *PC*, processo cocleariforme; *PL*, platina; *U*, umbo; *TTE*, tendão do tensor do estapédio.

Erosão da Cadeia Ossicular

A otite média crônica (OMC) pode causar erosão da cadeia ossicular. Alguns estudos em pacientes com OMC demonstraram erosão de cadeia ossicular em 54% dos pacientes com colesteatoma e em 11% dos pacientes sem colesteatoma. A bigorna é o ossículo mais frequentemente afetado. O processo fisiopatológico de destruição da cadeia ossicular é multifatorial e pode resultar de uma combinação de osteíte, necrose por compressão e lise mediada por enzimas. A ruptura da cadeia ossicular causa perda auditiva condutiva.[2,3]

O objetivo primário no tratamento da OMC é a remoção completa da doença. O objetivo secundário é melhorar a audição com a reconstrução de cadeia adequada, se possível. O ideal é que a escolha do tratamento seja aquela que elimine completamente a doença e, simultaneamente, reconstrua a cadeia ossicular em um único estágio. Múltiplas séries clínicas mostraram resultados auditivos comparáveis ou até melhores em uma abordagem em um único estágio do que em um procedimento de reconstrução em uma cirurgia posterior.[4]

As técnicas atuais de reconstrução evoluíram lentamente e, em muitos casos, como resultado de tentativa e erro. Com a melhoria das técnicas cirúrgicas e os avanços no material disponível ao otorrinolaringologista, o resultado auditivo das reconstruções tem apresentado boa melhora nos últimos anos. O sucesso do procedimento é determinado pela habilidade técnica e, em grande parte, por fatores de orelha média (função da tuba auditiva e grau da destruição da cadeia ossicular) que influenciam os resultados.

HISTÓRIA

Desde os primeiros registros médicos documentados (curandeiros egípcios), a otorreia estava associada a complicações graves e até Hipócrates observou que a dor aguda no ouvido com febre alta contínua era uma condição grave, devido ao risco de o paciente delirar e até morrer.[5] As primeiras tentativas de cirurgia otológica foram documentadas em 1640, quando Banzer tentou uma reconstrução da MT usando uma bexiga de porco. Jasser foi pioneiro da cirurgia de mastoide em 1776. No entanto, após um infeliz incidente em que o médico pessoal do rei da Dinamarca morreu de sepse após esse tipo de cirurgia, as operações otológicas foram desacreditadas e entraram no esquecimento por mais 100 anos.[6]

Em 1853, Toynbee redescobriu a cirurgia de mastoide e várias tentativas de reconstrução timpânica foram feitas por médicos, como Blake, em 1877, e Berthold, em 1878. Entretanto, nenhum desses pioneiros considerou a reconstrução da cadeia ossicular, provavelmente pela falta de equipamentos ópticos adequados e de conhecimento anatômico da área. A era da reconstrução da cadeia ossicular (RCO) começou na virada do século XX. Em 1901, houve a primeira tentativa documentada de reparo da cadeia ossicular foi feita por Matte, que colocou um enxerto sobre o capítulo do estribo – miringostapediopexia.[6,7]

Entre 1955-1956, a era moderna de reconstrução da orelha média começou com Zollner e Wullstein. Enfatizaram a ideia de criar um diferencial entre a pressão sonora na janela oval e redonda, adaptando cada tipo de cirurgia a um problema ossicular específico. Por exemplo, no caso de ausência de bigorna, o enxerto foi conectado à cabeça do estribo (timpanoplastia tipo III).[7,8]

Em 1952, Wullstein introduziu um material plástico para conectar a MT diretamente à platina do estribo. Em 1958, Shea descreveu a conexão da MT à cabeça do estribo usando um tubo de polietileno. Outros pesquisadores continuaram seu trabalho utilizando vários tipos de polietileno e outros materiais inertes, como o Teflon e o Silastic. Os resultados auditivos iniciais em curto prazo foram excelentes. Entretanto, os materiais aloplásticos apresentaram grande potencial de extrusão, reatividade da orelha média e/ou penetração no vestíbulo. Como resultado, muitos cirurgiões preferiram próteses autógenas mais compatíveis. O problema da extrusão foi reduzido a partir dos trabalhos publicados por Shea, e Brackmann e Sheehy, em 1979, que protegiam a MT com um disco de cartilagem.[8-10]

MATERIAIS PARA RECONSTRUÇÃO DE CADEIA OSSICULAR

Enxerto Autólogo

Vários otologistas utilizam enxertos autólogos (uso de tecidos da própria pessoa) para reconstrução ossicular. Esses materiais naturais são bem tolerados e fornecem resultados funcionais confiáveis, apesar de exigirem escultura trabalhosa e relativamente demorada, dependendo da experiência do cirurgião.[6,8] Os autoenxertos incluem ossículos (bigorna, martelo), cartilagens (septal, tragal) e osso cortical. Apesar dos avanços nos materiais biossintéticos, muitos autores acreditam que a reconstrução com interposição de bigorna continua sendo o padrão ouro para ossiculoplastia, quando possível.[11,12] A interposição de bigorna esculpida tem mostrado sucesso auditivo comparável com outros tipos de reconstrução, com baixa taxa de extrusão e boa estabilidade ao longo do tempo.[13,14]

As vantagens e desvantagens dos enxertos autólogos estão no Quadro 6-1.[15]

Homoenxertos

Os homoenxertos (transplante de células, tecidos ou órgãos para um receptor de um doador geneticamente não idêntico da mesma espécie) foram utilizados pela primeira vez para reconstrução da orelha média em 1966, por House *et al.*[9] Esta linha de pesquisa, posteriormente, incluiu novas soluções, como tecidos irradiados (ossículos, cartilagem) e até mesmo a coleta de ossículos em bloco e MT. Os resultados auditivos e de biocompatibilidade dos homoenxertos mostraram-se semelhantes aos autoenxertos. Entretanto, outras preocupações apareceram, como o risco de transmissão de doenças (por exemplo, HIV ou doença de Creutzfeldt-Jakob), o que levou a um declínio em seu uso.

Titânio

A maioria das próteses de titânio possui seu topo vazado ou aberto, permitindo melhor visualização durante a colocação. Desde o primeiro uso de próteses de titânio para reconstrução ossicular, em 1993, na Alemanha, a popularidade de seu uso tem crescido rapidamente.[8] A cartilagem deve ser utilizada entre a prótese e a membrana timpânica para evitar a extrusão. Comparado à hidroxiapatita, o titânio pode proporcionar melhores respostas auditivas nas frequências mais altas em decorrência de sua baixa massa.[2,16] As vantagens e desvantagens do titânio estão colocadas no Quadro 6-2.

Quadro 6-1. Vantagens e Desvantagens do Uso de Enxertos Autólogos na Reconstrução de Cadeia Ossicular

Vantagens	Desvantagens
Baixa taxa de extrusão	Risco de deslocamento
Biocompatibilidade	Maior risco de reabsorção (principalmente com uso do osso cortical)
Baixo risco de transmissão de doença	Possibilidade de abrigar doença macroscópica residual (colesteatoma)
Baixo custo	Prolongar o tempo da cirurgia para confecção da prótese

Quadro 6-2. Vantagens e Desvantagens do Titânio

Vantagens	Desvantagens
Baixa densidade (inferior a 57% em relação ao aço inoxidável)	Risco de deslocamento
Boa rigidez	Preço relativamente alto
Não é magnético	Possibilidade de Extrusão para o conduto auditivo externo
Biocompatibilidade	
Boa maleabilidade – pode ser fabricado em várias formas e tamanhos	Necessidade de ter próteses diferentes disponíveis para a cirurgia

Não se pode definir uma prótese ideal sem considerar suas propriedades acústicas. Uma prótese bem desenhada combina alta rigidez e baixa massa. Outro parâmetro a ser considerado na avaliação dos resultados funcionais da RCO é o surgimento de complicações. Mesmo próteses posicionadas de forma ideal podem migrar no pós-operatório e deslocar-se das estruturas adjacentes (cabo do martelo, MT ou estribo). Assim, o fator humano torna-se primordial, pois o cirurgião deve obter ótimos resultados funcionais colocando a prótese de forma adequada, o que também depende da experiência, da anatomia e de uma série de outros fatores que podem não ser controlados.

Os dois principais tipos de desenho de prótese ossicular são: prótese de reconstrução ossicular parcial ou *partial ossicular reconstruction prosthese* (PORP), usada para substituir uma cadeia ossicular interrompida com supraestrutura intacta do estribo; e prótese de reconstrução ossicular total ou *total ossicular reconstruction prostheses* (TORP), necessária quando a supraestrutura do estribo está ausente e a platina é móvel. Robert Vincent *et al.*, em 2005, relataram ganho de 10 dB em 61,5% dos pacientes de 99 casos com uso de uma TORP fixada com um pedaço de Silastic em pacientes com supraestrutura do estribo intacta, evitando deslocamento e instabilidade.

Hidroxiapatita

A hidroxiapatita, uma matriz mineral do osso vivo, era conhecida por ser um material bioativo que alcança a integração com o osso e o tecido circundantes. Em 1985 foram desenvolvidas uma prótese de bigorna e uma prótese de estribo feitas de hidroxiapatita com bons resultados auditivos e baixa taxa de extrusão em 4 anos. Desde então, a hidroxiapatita foi adaptada para vários usos e desenhos de próteses. A vantagem deste material é que ele é bastante rígido e tem uma boa função de transferência de som. As desvantagens da hidroxiapatita são que ela tem uma grande massa, criando alta impedância, e é sólida, com potencial para obstruir a visão do cirurgião. Devido à sua fragilidade, muitas vezes é combinado com outros materiais para criar uma haste de prótese que é mais maleável e mais fácil de moldar. Posteriormente, a hidroxiapatita foi combinada com polietileno para criar um material de aloenxerto que se aproxima da resistência mecânica do osso, mas é macio o suficiente para ser cortado com uma faca.[8,17]

Além das próteses convencionais, os cimentos ósseos têm sido utilizados com sucesso na reconstrução ossicular. Atualmente, esses cimentos são à base de hidroxiapatita e são misturados no intraoperatório, endurecendo em 4 a 6 minutos. Eles são úteis no cenário de necrose da bigorna, quando a erosão não é muito grande, para abranger a bigorna e o estribo. Quando uma quantidade significativa de necrose da bigorna é encontrada, uma prótese angular de titânio pode ser usada para montar uma estrutura ou suporte para o cimento ósseo a ser aplicado entre a bigorna e o estribo. Deve-se tomar cuidado ao colocar Gelfoam ao redor da janela oval antes da aplicação, para diminuir o risco de o cimento ósseo contornar a platina e causar fixação. Relatos do uso de cimento ósseo na reconstrução ossicular têm mostrado bons resultados auditivos (*gap* aéreo-ósseo ≤ 20 dB) em 90% dos pacientes.[6]

Cimento de Ionômero de Vidro

O cimento de ionômero de vidro (CIV) tem sido amplamente utilizado na odontologia há muitos anos. Nas últimas duas décadas, os CIVs têm sido utilizados como opção de tratamento para ossiculoplastia. Tem sido utilizado em cirurgia de orelha média na década de 1990. Atualmente é utilizado em cirurgia otológica para diversas indicações, como reconstrução ossicular, reparo do conduto auditivo externo ósseo, estabilização do implante coclear, correção de defeitos durais. Estudos têm demonstrado que houve aumento considerável na qualidade auditiva dos pacientes quando a cadeia ossicular foi reconstruída com o CIV.[18,19]

MICROSCÓPIO × ENDOSCÓPIO

A utilização do endoscópio para reconstrução de cadeia ossicular é considerada menos invasiva, não sendo necessária canaloplastia adicional na maioria dos pacientes. Além disso, é evitada a morbidade relacionada com a incisão retroauricular. A cicatriz, o deslocamento e a assimetria do pavilhão auricular que poderiam ocorrer após a abordagem microscópica são preocupações dos pacientes que não devem ser subestimadas. Além disso, incisões retroauriculares podem causar dor pós-operatória e dormência do pavilhão auricular.[20]

A literatura tem apresentado resultados da ossiculoplastia endoscópica.[20,21] Iannella et al.[22] realizaram uma ossiculoplastia endoscópica de segundo estágio em 40 pacientes. Todos os diferentes tipos de grupos de próteses apresentaram diferença estatisticamente significante entre os valores pré e pós-operatórios de via aérea, *gap* aéreo-ósseo e reconhecimento de palavras com apenas 3 complicações relatas – extrusão da prótese, lateralização da MT e perda neurossensorial. Marchioni et al.[23] relataram que *gap* inferior a 25 dB foi apresentada em 18 de 21 pacientes submetidos à ossiculoplastia endoscópica por colesteatoma adquirido de orelha média, sem relato de complicações intra ou pós-operatórias. Kim et al.[24] em 15 pacientes operados por lesões traumáticas da cadeia ossicular também relataram bons resultados.

Estudo comparativo publicado por Das et al.[16] entre a utilização de endoscópio ou microscópio para ossiculoplastia com TORP ou PORP avaliando 118 pacientes demonstrou resultado audiológico e taxa de complicações semelhantes a longo prazo, mas a ossiculoplastia endoscópica pareceu proporcionar visualização superior e melhor resultado audiológico precoce (nos casos de ossiculoplastia com PORP). Outro estudo semelhante publicado por Sakai et al.[25] avaliou 198 pacientes (com tempo médio de 27 meses) e concluiu que para procedimentos de ossiculoplastia com PORP, a ossiculoplastia endoscópica está associada à melhora do *gap* pós-operatório em comparação com a ossiculoplastia microscópica.

TÉCNICA

O cirurgião e o paciente devem ter expectativas realistas dos resultados auditivos. Apesar da cuidadosa seleção e colocação da prótese, a extrusão continua sendo causa importante de falha na reconstrução ossicular. As taxas de extrusão têm variado de 5 a 39% na literatura, e as taxas atuais de extrusão têm sido relatadas como sendo de 1% para próteses de titânio e 3,3% para hidroxiapatita. Um paciente com função da tuba auditiva prejudicada ou com um espaço muito limitado na orelha média após mastoidectomia com muro baixo não tem a mesma probabilidade de ter os mesmos resultados auditivos que um paciente com uma descontinuidade incudostapediana pós-traumática em uma orelha média normal.

Independentemente do tipo de prótese, é essencial que ela esteja sob leve tensão e em um ângulo favorável. A prótese deve se encaixar perfeitamente sem tensão antes da colocação da cartilagem. Se a prótese for ligeiramente curta, o comprimento pode ser corrigido posteriormente com a adição de um pedaço adicional de cartilagem. Antes da colocação da prótese, a orelha média é parcialmente preenchida por gelfoam. O tampão reabsorvível facilita a colocação da prótese e cartilagem, estabiliza-as temporariamente e atua como contratampão para a colocação do tampão no canal após a substituição do retalho timpanomeatal.

O espaço da orelha média deve ser avaliado. No caso de pacientes com função tubária ruim, a prótese deve ser mais curta. Em alguns casos pode ser utilizada apenas uma cartilagem diretamente sobre o estribo (timpanoplastia tipo III) com excelente resultado auditivo, sem a necessidade de ser utilizada uma PORP. Em pacientes com má função da tuba auditiva, o cirurgião deve usar uma prótese um pouco mais curta, antecipando alguma retração medialmente. Isso otimiza a audição sem correr o risco de extrusão.

É importante ter disponível, na sala de cirurgia, diferentes tipos e formatos de próteses para reconstrução de cadeia ossicular (PORPs e TORP). Mesmo com um exame de imagem de boa qualidade, não é possível prever a mobilidade de toda a cadeia ossicular. Este fato é importante para se determinar o que será realizado. As próteses e os equipamentos auxiliares devem ser capazes de abordar as seguintes alterações ossiculares:

1. **Necrose da bigorna, com estribo e martelo móveis**: depende do tamanho da erosão entre o capítulo e o remanescente da bigorna. Se a fenda for muito pequena ou se houver apenas desarticulação da bigorna, uma pequena quantidade de cimento ósseo pode ser usada para restaurar a continuidade (Fig. 6-2). Se a lacuna for maior que 2 mm, o cimento ósseo isolado pode ser inadequado para fazer a reconstrução. Nesses procedimentos, próteses angulares podem ser indicadas (Fig. 6-3). Se o defeito for muito grande, a bigorna é descartada e contornada com um PORP (Fig. 6-4).
2. **Estribo e martelo móveis (sem bigorna):** pode-se utilizar um PORP entre o estribo e o martelo ou entre o estribo e a membrana timpânica (Figs. 6-5 a 6-7).
3. **Estribo móvel e martelo fixo (sem bigorna)**: a cabeça do martelo pode ser amputada com o uso de um maleótomo e um PORP utilizado para conectar o cabo do martelo e da membrana timpânica com o estribo. Pode ser colocada uma PORP entre o estribo e a membrana timpânica, sem a necessidade do uso do martelo. Ainda pode ser utilizada uma cartilagem diretamente sobre o estribo, removendo o martelo (principalmente em pacientes com a caixa timpânica reduzida) (Fig. 6-8).
4. **Estribo fixo, com martelo e bigorna móveis**: indicada estapedotomia.
5. **Supraestrutura do estribo ausente, mas platina móvel, bigorna e martelo presentes**: indicada TORP.

RECONSTRUÇÃO DA CADEIA OSSICULAR

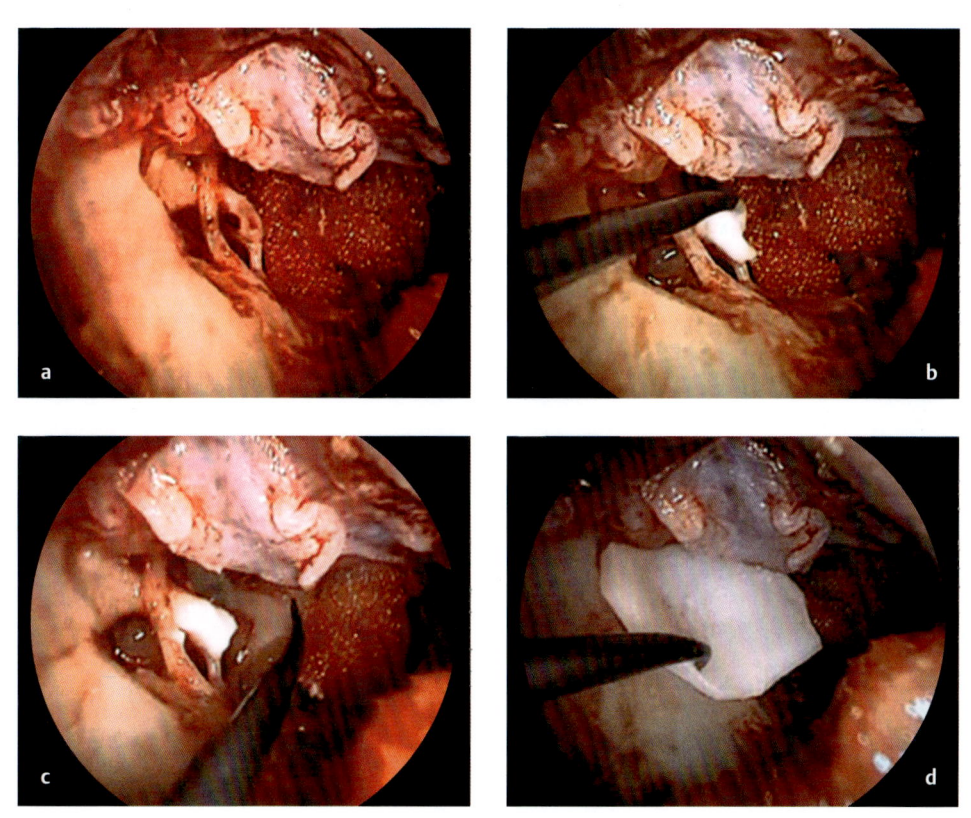

Fig. 6-2. (**a**) Erosão parcial do ramo longo da bigorna. (**b**) Colocação do cemento para fazer a reconstrução (com proteção da janela oval por um gelfoam). (**c**) Aspecto da reconstrução após o processo de secagem. (**d**) Colocação de pedaço de cartilagem para prevenir retração e exposição.

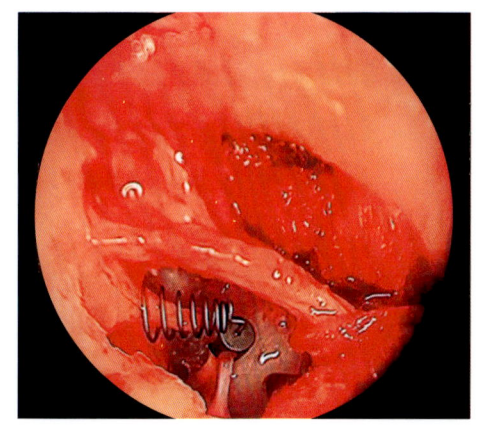

Fig. 6-3. Exemplo de prótese angular entre a bigorna e o estribo. Também aqui é importante colocar um pedaço de cartilagem antes de reposicionar o retalho timpanomeatal.

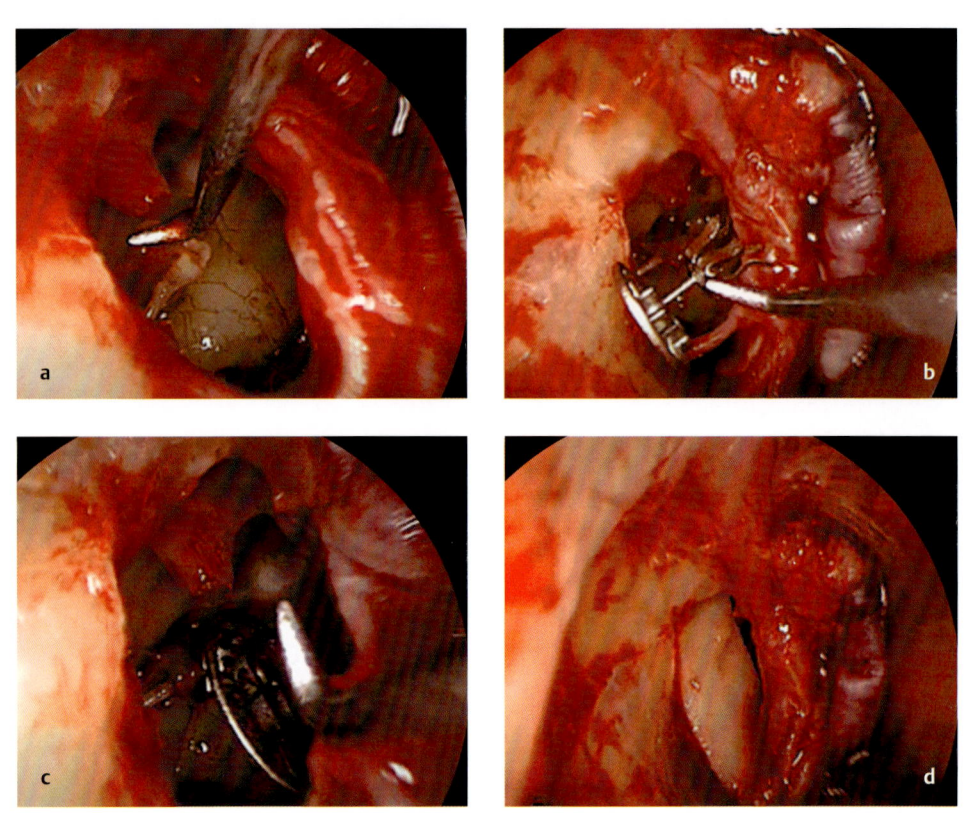

Fig. 6-4. (**a**) Evidência de erosão do ramo longo da bigorna (asterisco). (**b**) Colocando a PORP na caixa timpânica. (**c**) Posicionando o PORP sobre o estribo. (**d**) Colocada a cartilagem para evitar extrusão da PORP.

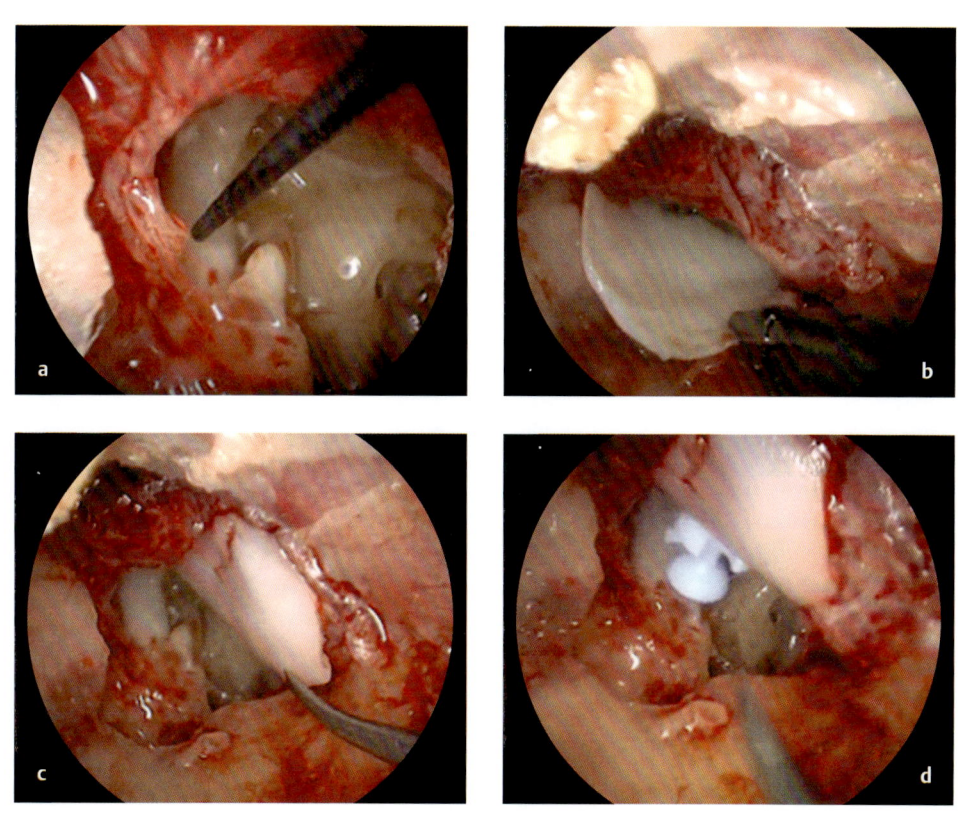

Fig. 6-5. (**a**) Ausência de bigorna, *probe* tocando o nervo facial. (**b**) Colocando pedaço de cartilagem para apoiar a prótese. (**c**) Cartilagem colocada em posição. (**d**) Posicionado um modelo de silicone para medir a altura adequada da futura prótese.

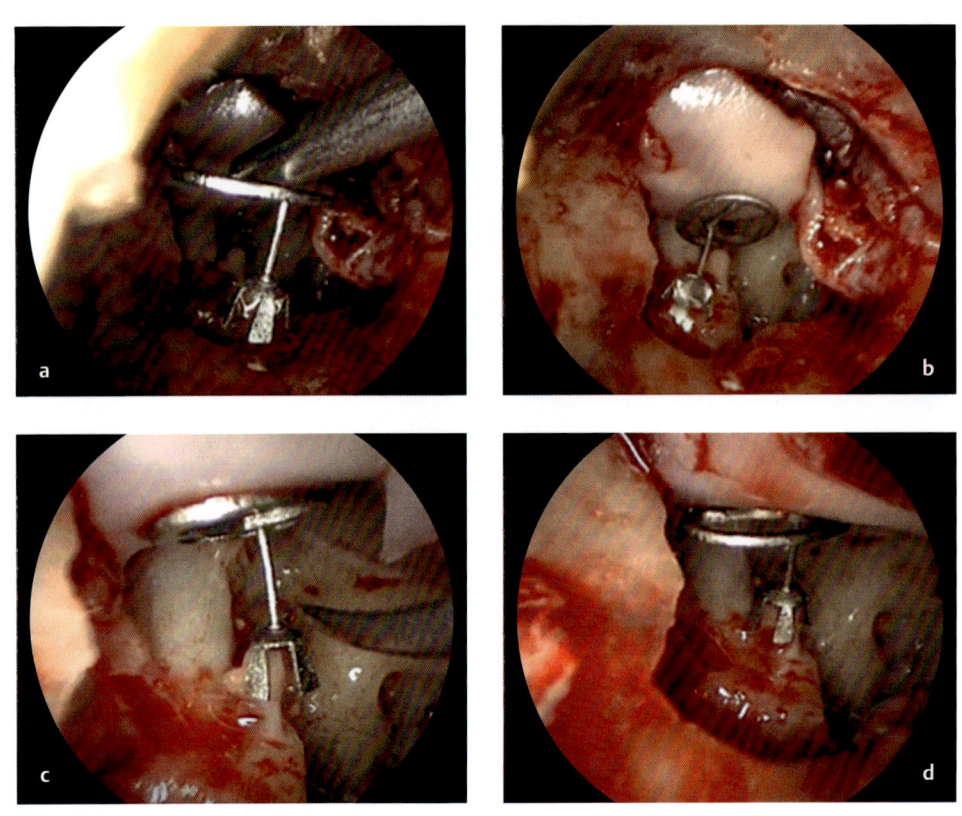

Fig. 6-6. (**a**) Prótese colocada no conduto auditivo externo. (**b**) Posicionada a prótese sob a cartilagem. (**c**) Colocada a prótese sobre o estribo. (**d**) Prótese bem posicionada.

RECONSTRUÇÃO DA CADEIA OSSICULAR

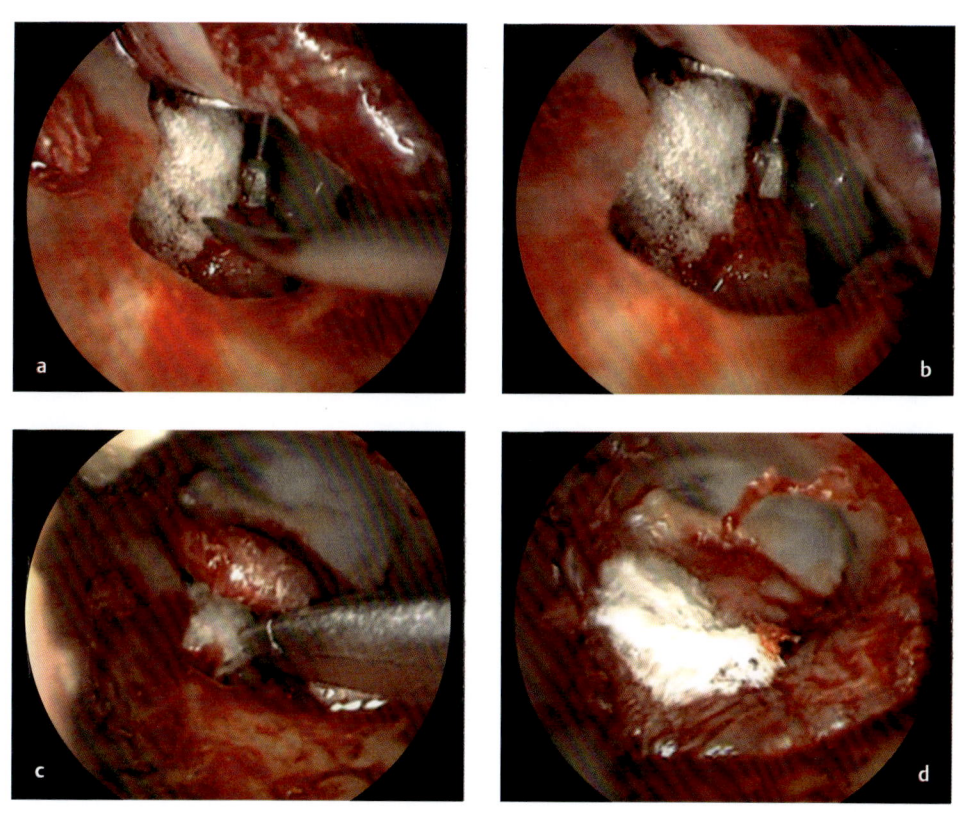

Fig. 6-7. (**a-c**) Colocando gelfoam na caixa timpânica para ajustar o posicionamento da prótese. (**d**) Retalho timpanomeatal reposicionado e colocado gelfoam.

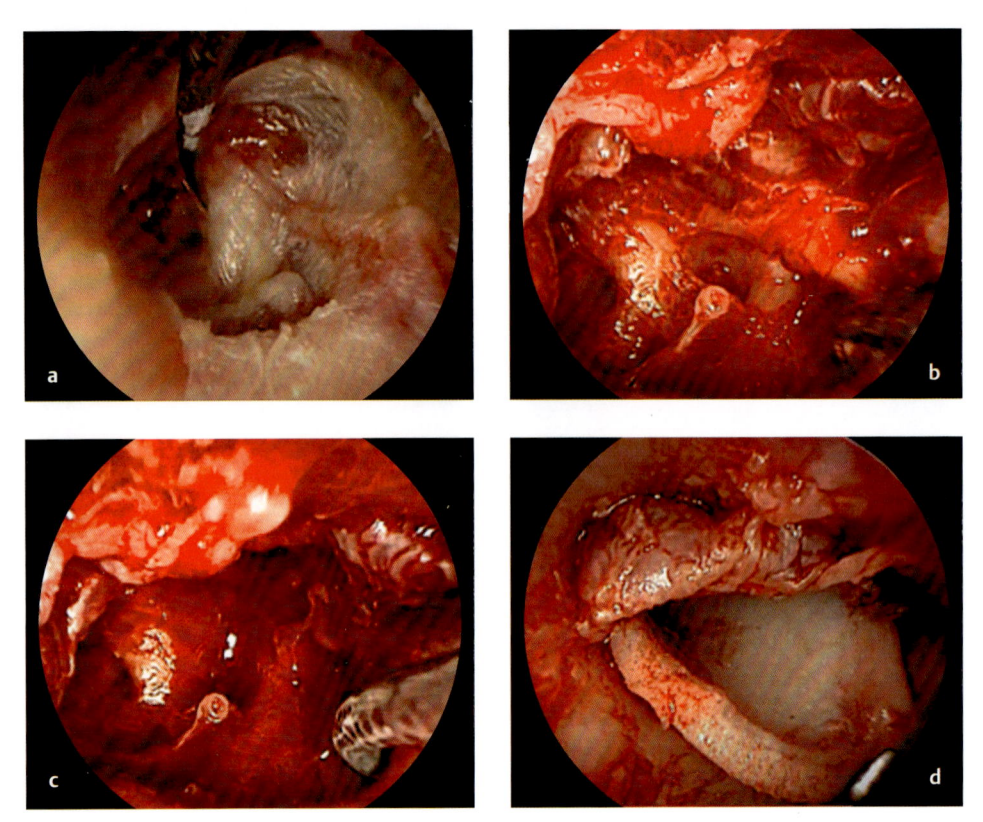

Fig. 6-8. (**a**) Retração da membrana timpânica com medialização do martelo e erosão da bigorna. (**b**) Exploração da cavidade. (**c**) Retirado o martelo. (**d**) Colocada cartilagem diretamente sobre o estribo.

6. **Martelo, bigorna e supraestrutura ausentes, mas platina móvel**: indicada TORP (Fig. 6-9).
7. **Martelo, bigorna e supraestrutura ausentes, com platina fixa**: não colocar prótese e discutir possibilidade de reabilitação com prótese ativa de orelha média colocada na janela redonda ou prótese auditiva ancorada no osso temporal.
8. **Estribo fixo e martelo fixo ou móvel, mas sem bigorna**: amputação da cabeça do martelo seguida por maleoestapedotomia, entretanto, diante dos riscos deste procedimento é preferível discutir possibilidade de reabilitação com prótese ativa de orelha média na janela redonda ou prótese auditiva ancorada de osso temporal.
9. **Fixação total da cadeia ossicular**: amputação da cabeça do martelo, seguida por maleoestapedotomia, entretanto, diante dos riscos deste procedimento é preferível discutir possibilidade de reabilitação com prótese ativa de orelha média janela redonda ou prótese auditiva ancorada de osso temporal.
10. **Erosão de toda a cadeia ossicular, inclusive da platina**: nunca colocar uma TORP em um paciente sem platina, mesmo colocando um grande pedaço de tecido conjuntivo sobre a janela oval. A prótese pode se estender para o vestíbulo, correndo o risco de perda auditiva neurossensorial. Apenas tente proteger o vestíbulo com um tecido e reavalie o paciente posteriormente.

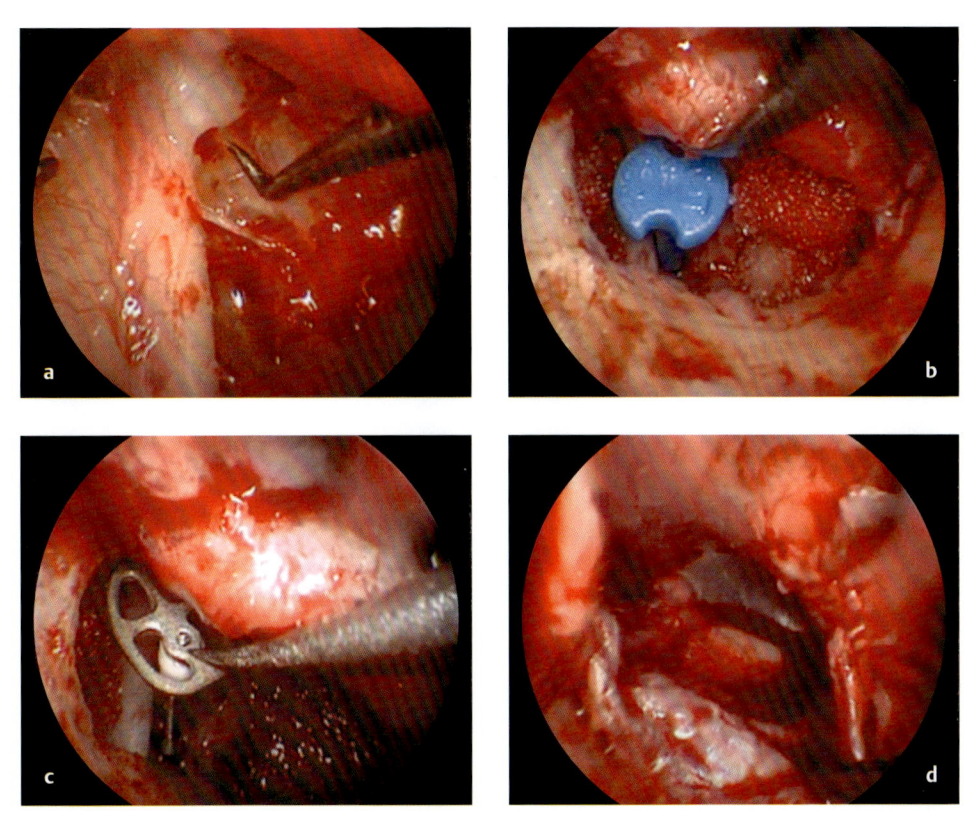

Fig. 6-9. (**a**) Evidência da presença apenas da platina. (**b**) Colocando um modelo de silicone para medir a altura adequada da TORP. (**c**) Prótese posicionada sobre a platina. (**d**) Voltado retalho timpanomeatal com cartilagem sobre a prótese.

FRATURAS

Apesar de extremamente incomum (há menos de 100 casos descritos na literatura até o momento, 2023), a fratura isolada do cabo do martelo, geralmente causada por trauma local durante manipulação do conduto auditivo externo, pode cursar com perda auditiva, que pode ser corrigida com uma ossiculoplastia. O diagnóstico da doença é clínico e através de exame audiológico e tomografia computadorizada do osso temporal.

Apresentamos brevemente, neste capítulo, um caso de fratura isolada do cabo do martelo, cursando com perda auditiva e sensação de plenitude auricular. Paciente, feminino, 51 anos, relata que após banho foi manipular com o dedo ainda úmido o conduto auditivo externo e notou sensação de vácuo quando removeu o dedo do ouvido esquerdo. Ela relata que foi uma "sensação como sacar a rolha de um vinho". Imediatamente após isso, sentiu perda auditiva súbita, unilateral (lado esquerdo), sem dor ou tontura associada. Referia que melhorava da condição da perda auditiva com manobra de Valsalva. Procurou atendimento médico imediatamente e no exame físico apresentava discreto hematoma em membrana timpânica esquerda, sem sinais de perfuração.

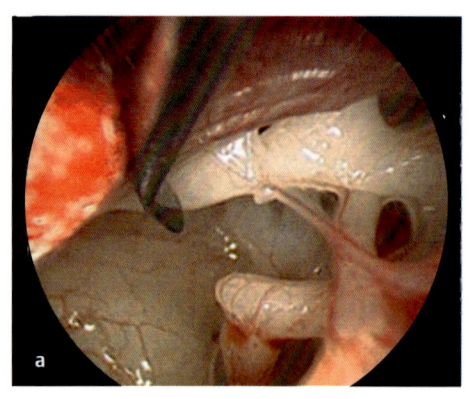

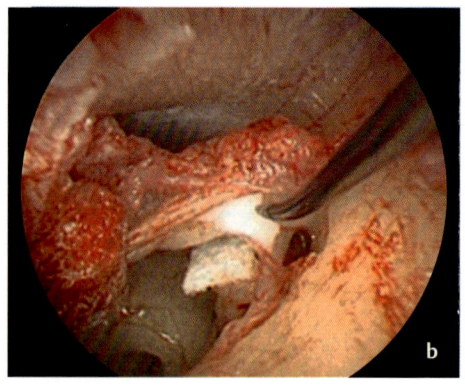

Fig. 6-10. (a) Fratura isolada no cabo do martelo. (b) Fratura corrigida com cimento para osso.

Ao exame audiológico, apresentava perda auditiva com aumento da complacência da membrana timpânica. Solicitado exame de imagem (tomografia com cortes finos) foi evidenciada a fratura isolada no cabo do martelo. O tratamento foi cirúrgico com colocação de cimento para osso (hidroxipatita) para corrigir a fratura (Fig. 6-10).

CONCLUSÃO

Há grande variedade de técnicas de ossiculoplastia disponíveis ao otologista. A seleção do tipo de reconstrução vai depender do grau de erosão dos ossículos, do treinamento do cirurgião, dos recursos e materiais disponíveis. Avaliar toda a orelha média é fundamental para o sucesso da cirurgia. Assim, o do endoscópio tem demonstrado ótimos resultados funcionais e com baixa morbidade ao paciente.

REFERÊNCIAS BIBLIOGRÁFICAS

1. Gan RZ, Reeves BP, Wang X. Modeling of sound transmission from ear canal to cochlea. Ann Biomed Eng 2007 Dec;35(12):2180-95.
2. Blom EF, Gunning MN, Kleinrensink NJ et al. Influence of ossicular chain damage on hearing after chronic otitis media and cholesteatoma surgery: a systematic review and meta-analysis. JAMA Otolaryngol Head Neck Surg 2015 Nov;141(11):974-82.
3. Yetiser S, Satar B, Aydin N. Expression of epidermal growth factor, tumor necrosis factor-alpha, and interleukin-1alpha in chronic otitis media with or without cholesteatoma. Otol Neurotol 2002 Sep;23(5):647-52.
4. Mulazimoglu S, Saxby A, Schlegel C et al. Titanium incus interposition ossiculoplasty: audiological outcomes and extrusion rates. Eur Arch Otorhinolaryngol 2017 Sep;274(9):3303-10.
5. Benmoussa N, Fabre C, Deo S et al. Further arguments confirming the first description of cholesteatoma by Hippocrates. Eur Arch Otorhinolaryngol 2020 Aug;277(8):2387-8.
6. Mocanu H, Mocanu AI, Dascălu IT et al. Materials for ossicular chain reconstruction: History and evolution (Review). Med Int (Lond) 2023;3(2):13.
7. Sarkar S. A review on the history of tympanoplasty. Indian J Otolaryngol Head Neck Surg 2013 Dec;65(Suppl 3):455-60.
8. Mudry A. Tympanoplasty before tympanoplasty: alea jacta erat! Otol Neurotol 2022 Feb;43(2):276-80.
9. House WJ, Patterson ME, Linthicum FH. Incus homografts in chronic ear surgery. Arch Otolaryngol 1966 Aug;84(2):148-53.

10. Brackmann DE, Sheehy JL. Tympanoplasty: TORPS and PORPS. Laryngoscope 1979 Jan;89(1):108-14.
11. Silverstein H, McDaniel AB, Lichtenstein R. A comparison of PORP, TORP, and incus homograft for ossicular reconstruction in chronic ear surgery. Laryngoscope 1986 Feb;96(2):159-65.
12. Zeitler DM, Lalwani AK. Are postoperative hearing results better with titanium ossicular reconstruction prostheses? Laryngoscope 2010 Jan;120(1):2-3.
13. O'Reilly RC, Cass SP, Hirsch BE et al. Ossiculoplasty using incus interposition: hearing results and analysis of the middle ear risk index. Otol Neurotol 2005 Sep;26(5):853-8.
14. Şevik Eliçora S, Erdem D, Dinç AE et al. The effects of surgery type and different ossiculoplasty materials on the hearing results in cholesteatoma surgery. Eur Arch Otorhinolaryngol 2017 Feb;274(2):773-80.
15. Kartush JM. Ossicular chain reconstruction. Capitulum to malleus. Otolaryngol Clin North Am 1994 Aug;27(4):689-715.
16. Das A, Mitra S, Ghosh D et al. Endoscopic ossiculoplasty: Is there any edge over the microscopic technique? Laryngoscope 2020 Mar;130(3):797-802.
17. Niparko JK, Kemink JL, Graham MD et al. Bioactive glass ceramic in ossicular reconstruction: a preliminary report. Laryngoscope 1988 Aug;98(8 Pt 1):822-5.
18. Babu S, Seidman MD. Ossicular reconstruction using bone cement. Otol Neurotol 2004 Mar;25(2):98-101.
19. Brask T. Reconstruction of the ossicular chain in the middle ear with glass ionomer cement. Laryngoscope 1999 Apr;109(4):573-6.
20. Tseng CC, Lai MT, Wu CC et al. Comparison of the efficacy of endoscopic tympanoplasty and microscopic tympanoplasty: A systematic review and meta-analysis. Laryngoscope 2017;127(8):1890-6.
21. Tsetsos N, Vlachtsis K, Stavrakas M et al. Endoscopic versus microscopic ossiculoplasty in chronic otitis media: a systematic review of the literature. Eur Arch Otorhinolaryngol 2021 Apr;278(4):917-23.
22. Iannella G, Marcotullio D, Re M et al. Endoscopic vs Microscopic Approach in Stapes Surgery: Advantages in the Middle Ear Structures Visualization and Trainee's Point of View. J Int Adv Otol 2017 Apr;13(1):14-20.
23. Marchioni D, Soloperto D, Rubini A et al. Endoscopic exclusive transcanal approach to the tympanic cavity cholesteatoma in pediatric patients: our experience. Int J Pediatr Otorhinolaryngol 2015 Mar;79(3):316-22.
24. Kim MS, Chung J, Kang JY et al. Transcanal endoscopic ear surgery for traumatic ossicular injury. Acta Otolaryngol 2020 Jan;140(1):22-26.
25. Sakai M, Killeen DE, Ma C et al. Audiometric outcomes comparing endoscopic versus microscopic ossiculoplasty. Otol Neurotol 2022 Aug;43(7):820-6.

ESTAPEDOTOMIA

CAPÍTULO 7

Vagner Antonio Rodrigues da Silva ▪ João Flávio Nogueira
Arthur Menino Castilho

INTRODUÇÃO

A otosclerose é uma doença caracterizada pelo remodelamento anormal na cápsula ótica.[1] A doença afeta apenas o osso temporal na *fissula ante fenestram*, região pericoclear, perilabiríntica, janela oval e janela redonda. As características histopatológicas incluem lesões ósseas focais, osteolíticas, com alta celularidade e vascularização.[2]

Ocorre duas a três vezes mais em mulheres do que em homens. A média de idade da apresentação é entre 15 e 45 anos. Aproximadamente 60% dos pacientes com otosclerose clínica têm histórico familiar, com herança autossômica dominante com penetrância incompleta. São raros os casos de herança autossômica recessiva.[1] As outras causas são novas mutações, vírus e fatores ambientais.

O tipo de surdez é dependente da localização e da extensão do foco otosclerótico. Lesões originadas da *fissula ante fenestram*, com acometimento do ligamento anular, resultarão em surdez condutiva. Enquanto a progressão medial ao endósteo coclear causa surdez neurossensorial. O zumbido é um sintoma muito prevalente. Os pacientes podem descrever melhor clareza auditiva em ambientes ruidosos. Este fenômeno é conhecido como "paracusia de Willis", em que a perda auditiva condutiva reduz o ruído de fundo de tal forma que melhora a relação sinal-ruído para o paciente.[1] Sintomas vestibulares foram relatados em até 40% dos pacientes com otosclerose.[3]

A apresentação clássica da otosclerose é perda auditiva condutiva progressiva no início da vida adulta, pior em frequências graves. É bilateral em 80% dos pacientes. Entretanto, frequentemente, apresentam envolvimento unilateral no início da doença.[4] A perda de condução óssea nas regiões de frequência em torno de 2.000 Hz (entalhe de Carhart) tem sido considerada um indicador de otosclerose, mas não é patognomônico da doença.[5] Na imitanciometria o timpanograma apresenta-se baixo, com curva do tipo As ou tipo Ar, com ausência de reflexo estapediano.

A tomografia computadorizada de ossos temporais de alta resolução *(high-resolution computed tomography* – HRCT) sem contraste é o melhor exame para avaliar as cápsulas óticas, labirinto ósseo, cadeia ossicular, janelas redonda e oval, nervo facial, além de demonstrar a relação das estruturas vasculares na fossa posterior.[6,7] A HRCT em secções axiais e coronais tem sido a modalidade de escolha para a otosclerose, com sensibilidade variando de 34 a 91%.[8]

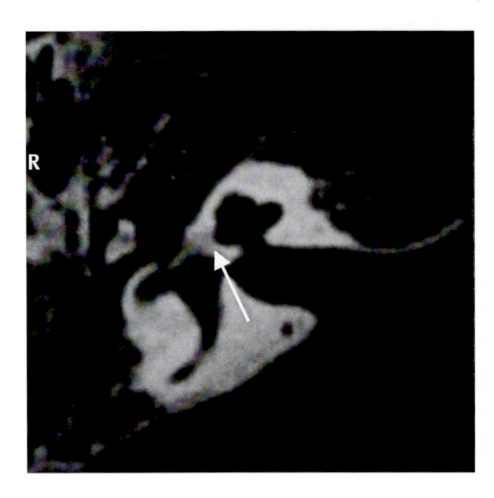

Fig. 7-1. Tomografia computadorizada de mastoide – corte axial. Orelha direita. A seta branca indica sinal de desmineralização na *fissula ante fenestram*.

A marca fisiológica da otosclerose fenestral é a remodelação do osso temporal que ocorre, principalmente, na área da janela oval, especificamente em sua parte anterior, *fissula ante fenestram*, que é um pequeno espaço entre a janela oval e o processo de cocleariforme. Durante o estágio ativo (otoespongiótico) da doença, podem ser identificados focos hipodensos de osso nesta área (Fig. 7-1).[9-11] Esses focos serão substituídos, posteriormente, pelo osso esclerótico no estágio não ativo (otosclerótico) que pode envolver progressivamente a platina, resultando no espessamento e na fixação do estribo.

A imagem pré-operatória pode ser usada para evitar complicações intraoperatórias, no caso de algumas malformações de orelha interna como aqueduto vestibular alargado ou surdez mista ligada a X, com defeitos de fechamento do fundo do conduto auditivo interno que podem causar perdas auditivas semelhantes à otosclerose fenestral. Esses achados radiográficos levam a um risco significativo de "*gusher*" intraoperatório, caracterizado pela saída de líquido cefalorraquidiano em grande ou moderada quantidade no momento da platinostomia no curso da durante a estapedotomia e subsequente perda auditiva sensorial. A janela redonda obliterada e a fixação da cadeia ossicular podem levar a resultados ruins após a cirurgia do estribo, se não forem identificadas antes ou durante a cirurgia.[12]

A ressonância magnética (RM) não é indicada para o diagnóstico de imagem da otospongiose, mas pode em alguns casos demonstrar alteração de sinal (hiperintensidade em T2 e impregnação pelo gadolínio), que denota atividade da doença. Para os pacientes com indicação de implante coclear pode ocorrer alteração importante da cápsula ótica e da janela redonda. Muitas vezes é impossível detectar o lúmen da rampa timpânica secundária à labirintite ossificante. Assim, a realização de ressonância magnética nestes casos é essencial para detectar a presença de espaço visível na rampa timpânica. O baixo sinal na RM pode decorrer de fibrose e/ou ossificação no giro basal da cóclea.[13]

TRATAMENTO
Não Cirúrgico
Os aparelhos auditivos de amplificação sonora individual (AASI) são uma boa alternativa para pacientes que não são candidatos, não desejam ou têm limiares de via óssea que limitam o ganho auditivo da cirurgia do estribo. Os AASI permitem bom ganho funcional

para a maioria dos pacientes, principalmente com limiares de via óssea normais. Apesar de os AASI trazerem benefícios aos pacientes com otosclerose, há acúmulo de custos ao longo dos anos com manutenção (principalmente com pilhas/baterias) e troca dos dispositivos que se tornam obsoletos com o tempo. A estapedectomia é uma boa estratégia econômica para o tratamento da otosclerose do ponto de vista do paciente, pois maximiza a qualidade de vida e minimiza o custo do paciente.[14] A estapedectomia é mais econômica em comparação com os aparelhos auditivos 99,98% das vezes, mesmo considerando cirurgias revisionais.[14] Assim, a cirurgia do estribo é uma ótima estratégia de saúde pública.

Os medicamentos como fluoreto de sódio que têm sido utilizados ao longo das décadas para tratamento dos pacientes com otosclerose carecem de estudos bem desenhados para sustentar sua indicação.[15] Os bifosfonados tem demonstrado melhora radiológica em exames de controle, mas pouca melhora clínica dos pacientes.[16]

Próteses Auditivas Ativas de Orelha Média e Ancoradas no Osso Temporal
A cirurgia indicada para reabilitação auditiva em pacientes com otosclerose é a estapedotomia, que é um procedimento seguro se realizado por cirurgião experiente. Há poucas indicações para o uso de próteses ativas de orelha média ou de próteses auditivas ancoradas no osso temporal em pacientes com otosclerose por dois motivos – a doença pode evoluir e piorar os limiares auditivos do paciente, não mais alcançando a indicação da prótese, além dos pacientes normalmente se adaptarem satisfatoriamente ao uso de aparelhos auditivos convencionais (Quadro 7-1).

Implante Coclear
Cerca de 10% dos pacientes com otosclerose com perda auditiva condutiva também desenvolvem perda auditiva neurossensorial.[17] A otosclerose avançada caracteriza-se pela perda auditiva neurossensorial e redução da discriminação de fala (< 30% em 70 dB),[18] associado a alterações radiológicas.[19] O implante coclear (IC) é um tratamento seguro e benéfico para os casos de otosclerose avançada, para os pacientes que já não se beneficiam de métodos menos invasivos como o uso de AASI e não são candidatos à cirurgia do estribo.[20-22] Pacientes submetidos ao IC não apresentam importantes complicações cirúrgicas.[20,23,24]

A severidade da perda neurossensorial da otosclerose está correlacionada com alterações radiológicas detectadas na HRCT que pode detectar alterações na janela oval em 80 a 90% dos casos.[22,25] Na tomografia computadorizada, a presença de transluscência pericoclear (sinal do "duplo halo") é específica para a otosclerose.[11,26] O exame de RM pode demonstrar um anel com sinal intermediário na área pericoclear, com realce leve a moderado do gadolínio em T1.[27] A sequência de T2 é o melhor método para avaliar permeabilidade da porção membranosa da cóclea.[25,28]

Cirurgia do Estribo – Estapedotomia
John Shea, em 1º de maio de 1956, pela primeira vez, após a remoção do estribo e a cobertura da janela oval com tecido subcutâneo, utilizou uma prótese de teflon substituindo o estribo.[29] No momento da descoberta de Shea, a remoção completa do estribo ainda era considerada muito perigosa e proibida. Em uma década, o procedimento de estapedectomia de Shea tornou-se a operação padrão para o tratamento da otosclerose. Em 1960, Schuknecht desenvolveu uma prótese de fio de aço para abordar tanto a necessidade de selar o vestíbulo quanto para reconstruir a cadeia ossicular.[30] À medida que o procedimento de estapedectomia evoluiu, vários métodos surgiram para remover apenas uma parte da platina.

Quadro 7-1. Indicações para próteses ativas de orelha média e ancoradas no osso temporal na otosclerose

I. Anatomia cirúrgica desfavorável (artéria estapediana persistente, obliteração da janela oval pelo nervo facial deiscente)
II. Pacientes com focos de otosclerose na condição de ouvido único, se benefício com AASI
III. Obliteração da janela redonda por focos de otosclerose

Quadro 7-2. Condições clássicas para indicação de cirurgia do estribo

I. Diagnóstico de otoesclerose
II. Perda condutiva com a média dos limiares tonais igual ou maior que 25 dB nas frequências de 250 Hz, 500 Hz, 1.000 Hz e 2.000 Hz
III. *Gap* aéreo-ósseo igual ou maior a 20 dB
IV. Teste de Rinne negativo a 512 Hz na orelha acometida

Quadro 7-3. Contraindicações para indicação da cirurgia do estribo

I. Ouvido com evidência de otosclerose, mas lado contralateral com surdez profunda
II. Infecção ativa da orelha externa e/ou orelha média
III. Perfuração de membrana timpânica
IV. Doença de Ménière ativa
V. Condição clínica desfavorável
VI. Condição ocupacional ou recreacional que requer função vestibular intacta
VII. Artéria estapediana persistente

O tratamento cirúrgico atualmente mais aceito para otosclerose fenestral com boa reserva coclear é a estapedotomia. Pode ser realizada com anestesia local, anestesia local com sedação para avaliar a resposta auditiva e vestibular intraoperatória ou anestesia geral, conforme preferência do cirurgião. As indicações e contraindicações para a cirurgia do estribo estão nos Quadros 7-2 e 7-3.[31-34]

Anestesia

Embora qualquer método de anestesia possa ser igualmente aceitável na cirurgia primária, a anestesia local ou anestesia local com sedação tem uma vantagem na cirurgia de revisão. Se um paciente tiver vertigem enquanto o cirurgião estiver manipulando ou removendo a prótese previamente colocada, pode ser indicativo de aderências entre a prótese e o sáculo. Sem o *feedback* do paciente, o cirurgião pode continuar a manipular ou remover a prótese, colocando a audição do paciente em risco.[35]

A anestesia intravenosa total reduz o sangramento em estudos de cirurgia endoscópica.[36] Como a anestesia intravenosa total produz menos vasodilatação em comparação com a anestesia inalatória, reduz tanto a pressão arterial média quanto a frequência cardíaca dos pacientes, diminuindo o débito cardíaco e o sangramento.

O anestésico local injetável mostra benefícios na hemostasia durante a anestesia geral. Pode-se realizar a infiltração de 1 mL de lidocaína a 1% com adrenalina 1/100.000 no meato acústico externo (MAE) lateralmente à junção osteocartilaginosa.

Como adjuvante para se obter vasoconstrição local podem ser usados pequenos pedaços de algodão embebidos em epinefrina 1:1.000 e posicionados no interior do MAE por aproximadamente 5 minutos enquanto se realiza a tricotomia, se necessária.

Apesar de a lidocaína ter curta duração (meia-vida entre 1,5 e 2 horas, administrada em *bolus* intravenoso), é bem indicada por ser um procedimento normalmente rápido. A dose total administrada nos diversos locais de injeção é de cerca de 10 mL e não deve exceder 7 mg/kg.[37] A infiltração inicia-se na região retroauricular para bloquear ramos do plexo cervical (nervo occipital menor e nervo auricular maior) e do nervo vago (X par craniano) inervando a superfície posterior da orelha externa. Continua entre o trágus e a hélice. A agulha deve avançar até o contato com o osso para bloquear o ramo timpânico do nervo auriculotemporal. Finalmente, a parte posterior do meato acústico externo (MAE) é infiltrada para bloquear ramos do nervo facial (VII par craniano) que inervam a concha.

Técnica com Endoscópio

A técnica é a mesma realizada com o microscópio, mudando apenas a forma de visualização das estruturas e a utilização de apenas uma das mãos para dissecção e aspiração. Tem alguns benefícios em relação ao uso do microscópio. Para os cirurgiões que preferem o uso do microscópio, relatam falta de percepção de profundidade, potencial para lesão térmica do nervo corda do tímpano, dificuldade em usar o *microdrill* e ter que colocar a prótese com uma mão. Mas todas essas dificuldades apontadas normalmente são superadas ao longo do tempo. Os resultados audiológicos são comparáveis aos do microscópio.[38] Há maior risco de lesão térmica de tecidos da orelha média com o uso de uma fonte de luz de xenônio em um endoscópio de 4 mm de diâmetro, enquanto a menor elevação de temperatura foi encontrada com a fonte de luz LED com um endoscópio de 3 mm (Quadro 7-4).[39]

A técnica clássica da estapedotomia será descrita nos passos a seguir. Há aqueles que preferem realizar a técnica reversa de Fisch, em que a fenestração seguida da locação da prótese é realizada ainda com a articulação incudoestapediana intacta e o tendão do estapédio íntegro.[41,42]

Passos da cirurgia:

1. Avaliação do conduto auditivo externo e realização das incisões para a confecção do retalho timpanomeatal (Fig. 7-2).
2. Elevação do retalho timpanomeatal (Fig. 7-3).
3. Curetagem da parede lateral do ático até a exposição adequada da platina, eminência piramidal e tendão do músculo tensor do estribo. Este passo é necessário em grande parte dos pacientes (Figs. 7-4 e 7-5).
4. Secção do tendão do músculo tensor do estapédio e desarticulação do estribo (Fig. 7-6).
5. Retirada da supraestrutura do estribo (Fig. 7-7).
6. Platinotomia (Fig. 7-8).
7. Colocação da prótese de estapedotomia (Fig. 7-10). Antes de colocar a prótese de estapedotomia, se for utilizada a prótese de teflon, ela deve ser cortada com o auxílio de uma "régua" (Fig. 7-9).
8. Reposicionado o retalho timpanomeatal.

Quadro 7-4. Benefícios da estapedotomia endoscópica[38,40]

Menor necessidade de remoção do *scutum*
Menor manipulação do nervo corda do tímpano

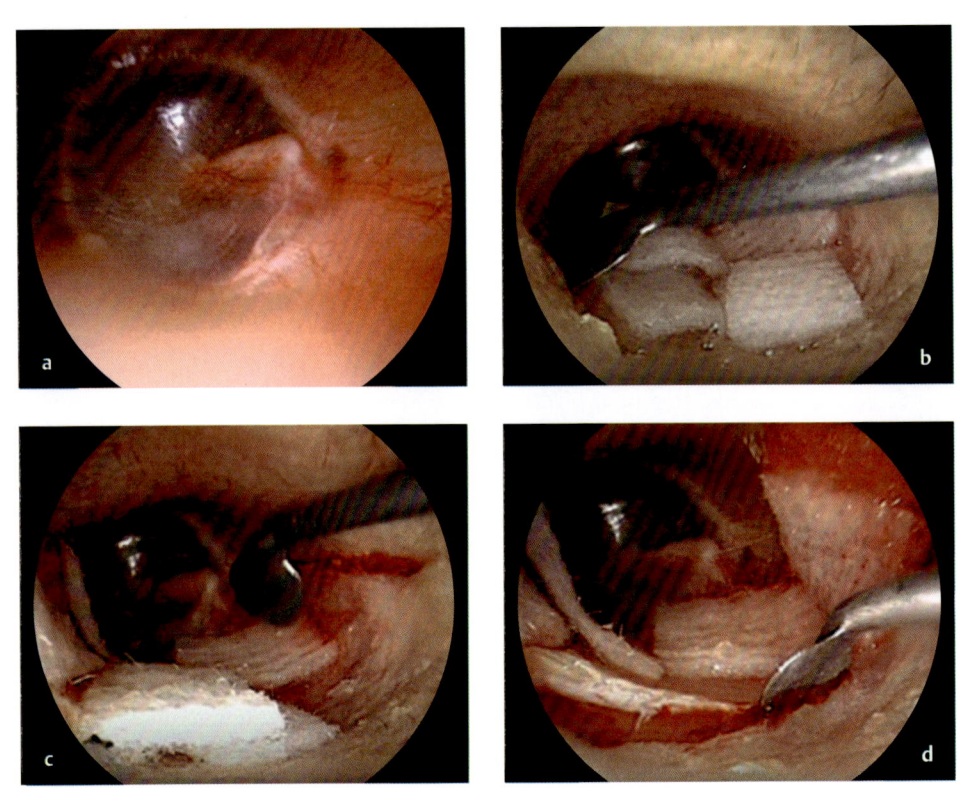

Fig. 7-2 Meatoscopia e incisões no conduto auditivo externo para confecção do retalho timpanomeatal. (**a**) Meatoscopia da orelha esquerda – normal. (**b**) Incisão vertical superior. (**c**) Incisão vertical superior. (**d**) Incisão horizontal.

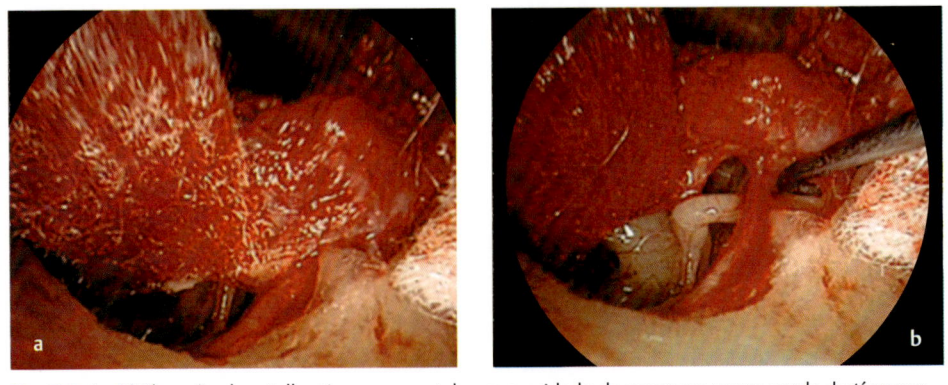

Fig. 7-3. (**a, b**) Elevação do retalho timpanomeatal com o cuidado de separar o nervo corda do tímpano do anel timpânico. A utilização de um cotonoide pode ser útil.

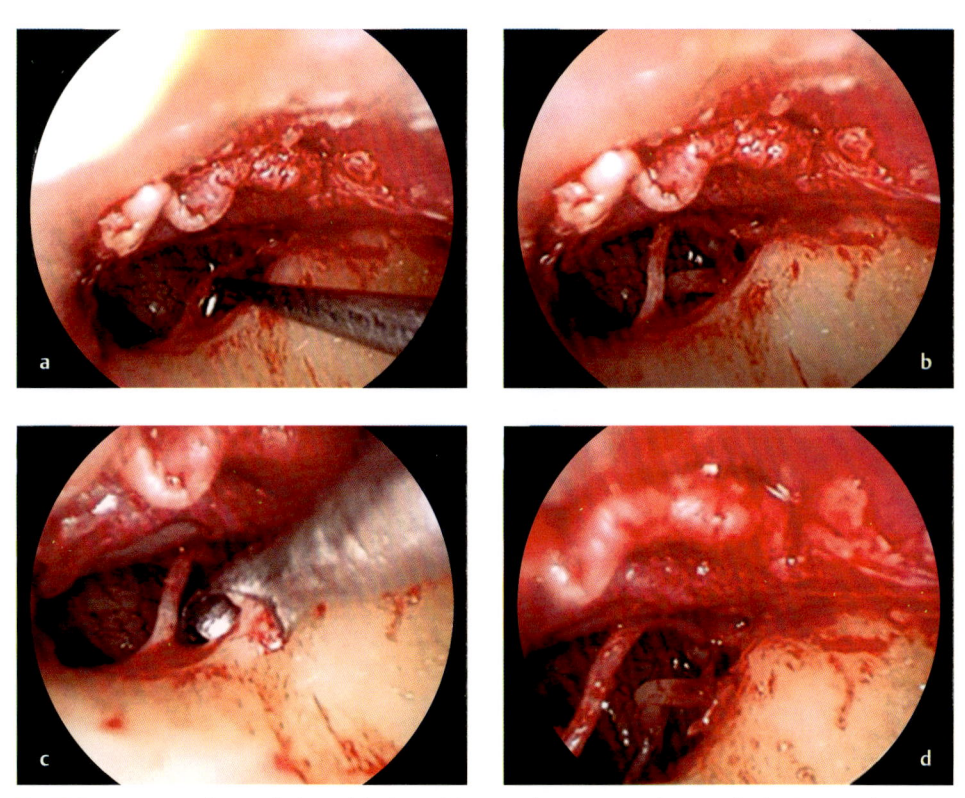

Fig. 7-4. Curetagem da parede lateral do ático. (**a**) Antes de curetar, o nervo corda do tímpano deve ser elevado anteriormente com cuidado. (**b**) Posicionamento do nervo corda do tímpano antes de ser iniciada a curetagem. (**c**) Início da curetagem da parede lateral do ático. (**d**) Fim da curetagem.

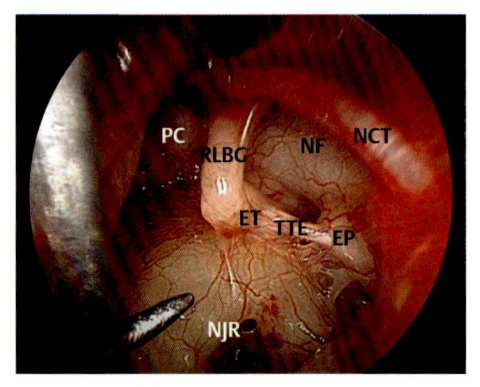

Fig. 7-5. Exposição das estruturas da orelha média após a curetagem. *EP*, eminência piramidal; *ET*, estribo (*crura* posterior); *NCT*, nervo corda do tímpano; *NF*, nervo facial; *NJR*, nicho da janela redonda; *PC*, processo cocleariforme; *RLBG*, ramo longo da bigorna; *TTE*, tendão do tensor do estapédio.

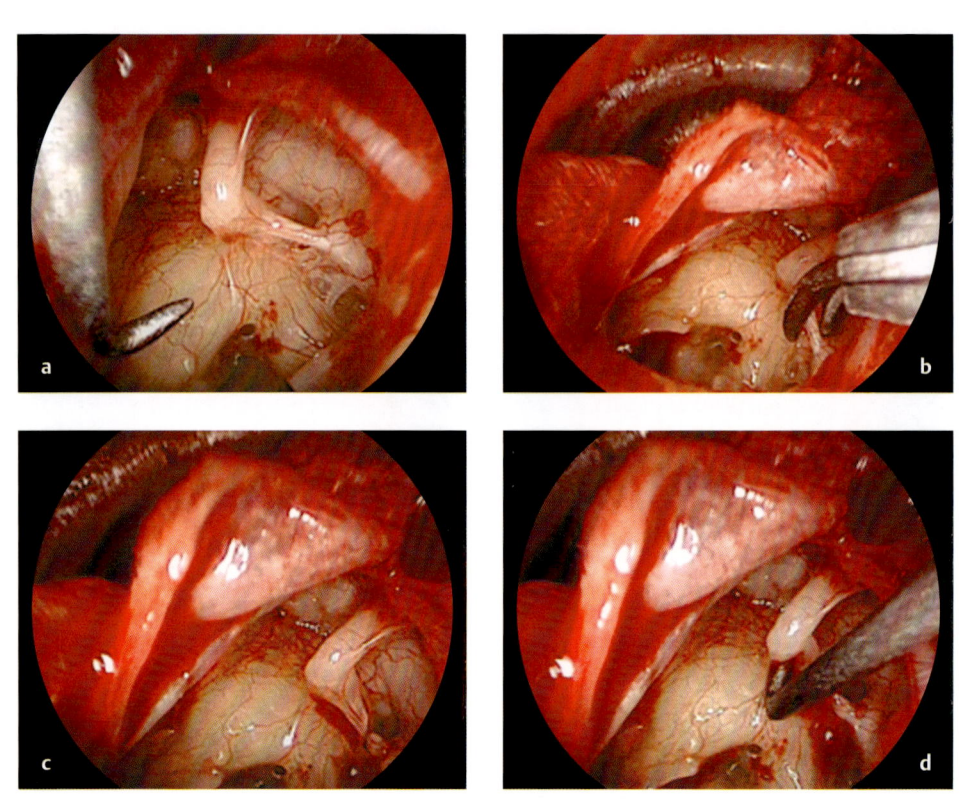

Fig. 7-6. (**a**) Visualização adequada da orelha média antes da secção do tendão do músculo tensor do estapédio. (**b**) Secção com tesoura de Belucci. (**c**) Tendão totalmente seccionado. (**d**) Início da desarticulação do estribo.

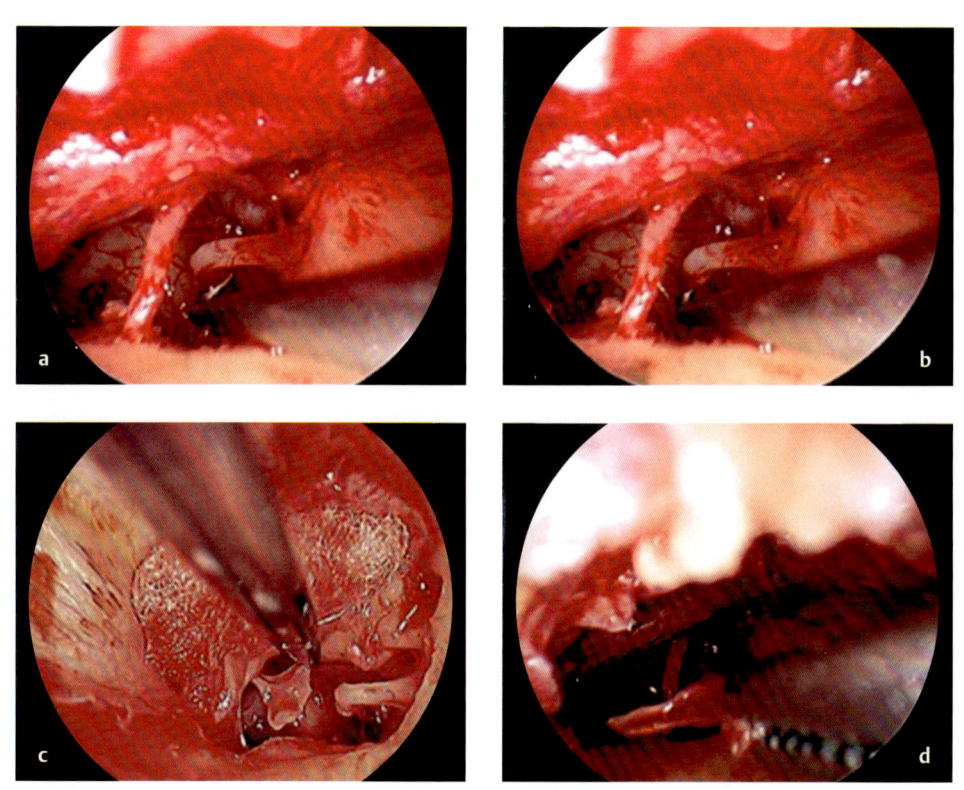

Fig. 7-7. (**a**) Completa desarticulação do estribo. (**b**) Fratura da supraestrutura do estribo em direção ao promontório. (**c**) Utilização da pinça jacaré para retirada da supraestrutura do estribo da orelha média. (**d**) Completa retirada da supraestrutura.

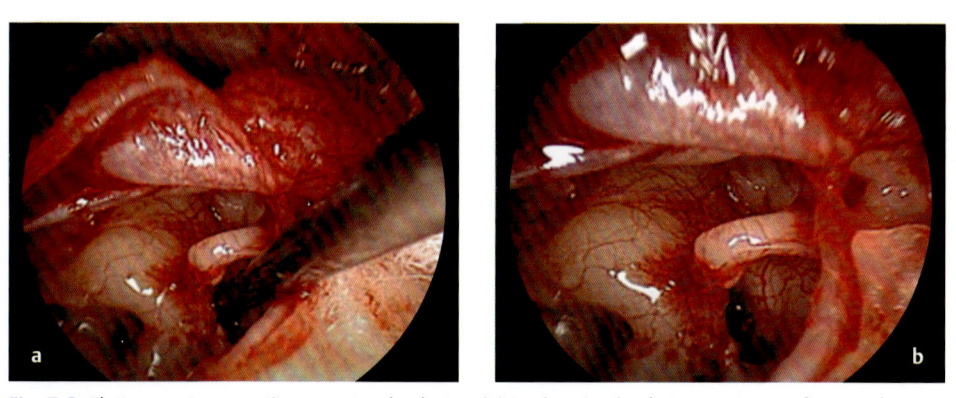

Fig. 7-8. Platinotomia na região posterior da platina. (**a**) Realização da platinotomia com fenestrador. (**b**) Platinotomia pronta.

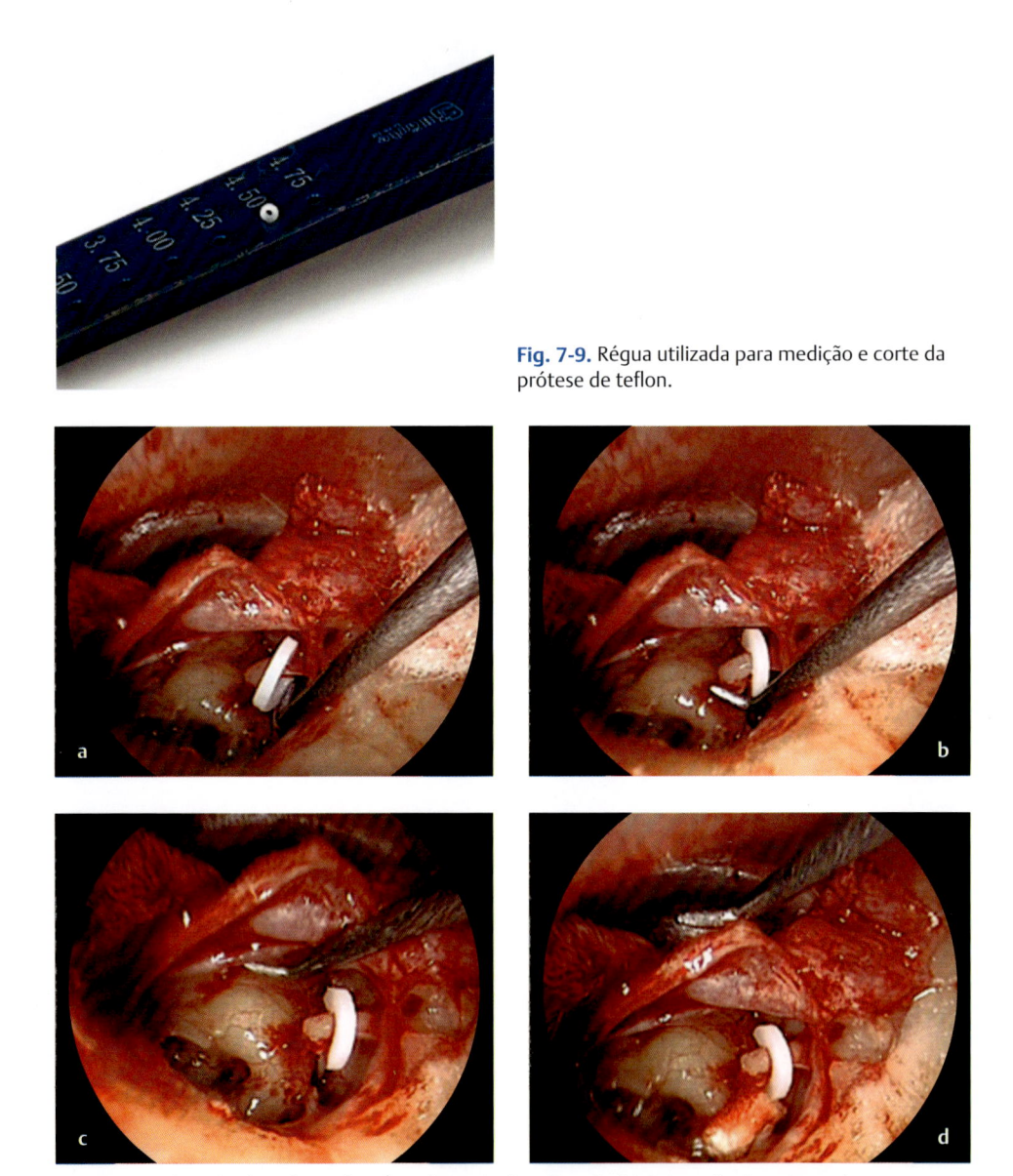

Fig. 7-9. Régua utilizada para medição e corte da prótese de teflon.

Fig. 7-10. Colocação da prótese de estapedotomia de teflon. (**a, b**) Colocação da prótese de estapedotomia com auxílio de um gancho. (**c**) Prótese posicionada de forma adequada com teste da mobilidade da cadeia ossicular tocando o martelo. (**d**) Colocado um pequeno pedaço de gelfoam para ajudar no selamento da platinotomia.

COMPLICAÇÕES DA ESTAPEDOTOMIA

A cirurgia de estapedotomia é um procedimento, em geral, seguro e com bons resultados e poucas complicações, com taxa de insucesso de aproximadamente 6%.[32] O uso do endoscópio não aumenta nenhuma delas (Quadro 7-5).

A perda auditiva pode ser persistente ou recidivante após a cirurgia do estribo. Pode ocorrer em curto prazo ou ao longo de muitos anos após o procedimento. As complicações audiológicas tendem a ser mais frequentes nas estapedectomias que nas estapedotomias. Dentre as principais causas de necessidade de reabordagem ou cirurgia revisional estão deslocamento da prótese, embora possa ocorrer de forma isolada ou associada a aderências ou granulomas ao redor da prótese, luxação da bigorna ou, ainda, platinostomia incompleta ou pequena.[43,44]

Estudos *post mortem* comparando ouvidos submetidos à cirurgia do estribo a ouvidos com ou sem otosclerose não operados demonstram maior prevalência de hidropsia endolinfática nos ouvidos operados, o que também pode ser uma justificativa e explicação à ocorrência de perdas observadas nas baixas frequências em audiometrias no acompanhamento pós-operatório.[43,44]

Quadro 7-5. Complicações intra e pós-operatórias da cirurgia do estribo

Intraoperatório	Pós-operatório
Sangramento	Surdez profunda
Perfuração da membrana timpânica	Necrose do ramo longo da bigorna
Lesão do nervo corda do tímpano	Labirintite
Lesão do nervo facial	Paralisia facial periférica
Pneumolabirinto	Disgeusia
"Oozing" ou Gusher (saída de endolinfa)	Vertigem
Platina flutuante	Perda auditiva condutiva
Subluxação da bigorna	

CONCLUSÃO

O endoscópio não mudou a técnica cirúrgica empregada na estapedotomia, mas ofereceu uma visualização diferente da orelha média, quando comparado com o microscópio. O resultado auditivo com fechamento de GAP aéreo-ósseo é bastante similar e sem diferença estatisticamente relevante para todas as frequências. A predileção pelo endoscópio ou microscópio depende exclusivamente da preferência de cada cirurgião (Quadro 7-6).

Quadro 7-6. Considerações finais sobre a estapedotomia[45,46]

I. A estapedotomia apresenta melhor resultado auditivo que a estapedectomia e é menos traumática para o ouvido interno
II. A fenestração pode ser feita com estilete (perfurador), *microdrill* ou *laser*, conforme a preferência do cirurgião
III. Não há diferença em relação ao resultado auditivo dos pacientes que utilizam próteses de 0,4 ou 0,6 mm de espessura
IV. Não há evidência que demonstre incidência aumentada de perda auditiva neurossensorial ou fístula perilinfática sem a colocação de uma vedação tecidual
V. Não há um tipo de prótese ou material que tenha se mostrado claramente superior
VI. A seleção da prótese depende da preferência do cirurgião
VII. É ideal realizar a medição adequada da prótese, antes de ser colocada
VIII. A prótese deve-se estender até o vestíbulo entre 0,25 mm e 0,5 mm

REFERÊNCIAS BIBLIOGRÁFICAS

1. Foster MF, Backous DD. Clinical Evaluation of the Patient with Otosclerosis. Otolaryngol Clin North Am 2018 Apr;51(2):319-26.
2. Iyer PV, Gristwood RE. Histopathology of the stapes in otosclerosis. Pathology 1984 Jan;16(1):30-8.
3. Cawthorne T. Otosclerosis. J Laryngol Otol 1955 Jul;69(7):437-56.
4. Batson L, Rizzolo D. Otosclerosis: an update on diagnosis and treatment. JAAPA 2017 Feb;30(2):17-22.
5. Wegner I, Bittermann AJ, Hentschel MA et al. Pure-tone audiometry in otosclerosis: insufficient evidence for the diagnostic value of the Carhart notch. Otolaryngol Head Neck Surg 2013 Oct;149(4):528-32.
6. Sioshansi PC, Drury EE, Tu NC et al. Outcomes of stapedotomy in patients with concomitant otosclerosis and superior semicircular canal dehiscence: should a radiographic third-window be a contraindication to stapes surgery? Otol Neurotol 2022;43(2):165-9.
7. McClellan J, Nguyen A, Hamilton B et al. Stapes surgery outcomes in patients with concurrent otosclerosis and superior semicircular canal dehiscence. Otol Neurotol 2020;41(7):912-5.
8. Berrettini S, Ravecca F, Volterrani D et al. Imaging evaluation in otosclerosis: single photon emission computed tomography and computed tomography. Ann Otol Rhinol Laryngol 2010 Apr;119(4):215-24.
9. Lee TC, Aviv RI, Chen JM et al. CT grading of otosclerosis. AJNR Am J Neuroradiol 2009 Aug;30(7):1435-9.
10. Kutlar G, Koyuncu M, Elmali M et al. Are computed tomography and densitometric measurements useful in otosclerosis with mixed hearing loss? A retrospective clinical study. Eur Arch Otorhinolaryngol 2014 Sep;271(9):2421-5.
11. Rotteveel LJ, Proops DW, Ramsden RT et al. Cochlear implantation in 53 patients with otosclerosis: demographics, computed tomographic scanning, surgery, and complications. Otol Neurotol 2004 Nov;25(6):943-52.
12. Purohit B, Hermans R, Op de Beeck K. Imaging in otosclerosis: a pictorial review. Insights Imaging 2014 Apr;5(2):245-52.
13. Wolfovitz A, Luntz M. Impact of Imaging in Management of Otosclerosis. Otolaryngol Clin North Am 2018 Apr;51(2):343-55.
14. Gillard DM, Harris JP. Cost-effectiveness of stapedectomy vs hearing aids in the treatment of otosclerosis. JAMA Otolaryngol Head Neck Surg 2020;146(1):42-8.
15. Quesnel AM, Seton M, Merchant SN et al. Third-generation bisphosphonates for treatment of sensorineural hearing loss in otosclerosis. Otol Neurotol 2012 Oct;33(8):1308-14.
16. Jan TA, Remenschneider AK, Halpin C et al. Third-generation bisphosphonates for cochlear otosclerosis stabilizes sensorineural hearing loss in long-term follow-up. Laryngoscope Investig Otolaryngol 2017;2(5):262-8.
17. Muñoz-Fernández N, Morant-Ventura A, Achiques MT et al. Evolution of otosclerosis to cochlear implantation. Acta Otorrinolaringol Esp 2012 Jul-Aug 2012;63(4):265-71.
18. Merkus P, van Loon MC, Smit CF et al. Decision making in advanced otosclerosis: an evidence-based strategy. Laryngoscope 2011 Sep;121(9):1935-41.
19. Calmels MN, Viana C, Wanna G et al. Very far-advanced otosclerosis: stapedotomy or cochlear implantation. Acta Otolaryngol 2007 Jun;127(6):574-8.
20. Assiri M, Khurayzi T, Alshalan A et al. Cochlear implantation among patients with otosclerosis: a systematic review of clinical characteristics and outcomes. Eur Arch Otorhinolaryngol 2022 Jul;279(7):3327-39.
21. Dumas AR, Schwalje AT, Franco-Vidal V et al. Cochlear implantation in far-advanced otosclerosis: hearing results and complications. Acta Otorhinolaryngol Ital 2018 Oct;38(5):445-52.
22. Castillo F, Polo R, Gutiérrez A et al. Cochlear implantation outcomes in advanced otosclerosis. Am J Otolaryngol 2014 Sep-Oct 2014;35(5):558-64.

23. Kondo M, Vasan K, Jufas NE et al. Cochlear implantation in far advanced otosclerosis: a systematic review and meta-analysis. Laryngoscope 2022 Sep 09.
24. Teaima AA, Elnashar AA, Hakim EK et al. Comparison of the efficacy of cochlear implantation and stapes surgery in far advanced otosclerosis: a meta-analysis study. Eur Arch Otorhinolaryngol 2022 Jun 10.
25. Marshall AH, Fanning N, Symons S et al. Cochlear implantation in cochlear otosclerosis. Laryngoscope 2005 Oct;115(10):1728-33.
26. Polak M, Ulubil SA, Hodges AV et al. Revision cochlear implantation for facial nerve stimulation in otosclerosis. Arch Otolaryngol Head Neck Surg 2006 Apr;132(4):398-404.
27. Toung JS, Zwolan T, Spooner TR et al. Late failure of cochlear implantation resulting from advanced cochlear otosclerosis: surgical and programming challenges. Otol Neurotol Sep 2004;25(5):723-6.
28. Semaan MT, Gehani NC, Tummala N et al. Cochlear implantation outcomes in patients with far advanced otosclerosis. Am J Otolaryngol 2012 Sep-Oct;33(5):608-14.
29. Shea JJ. A personal history of stapedectomy. Am J Otol 1998 Sep;19(5 Suppl):S2-12.
30. Schuknecht HF, McGee TM, Colman BH. Stapedectomy. Ann Otol Rhinol Laryngol 1960 Jun;69:597-609.
31. Bittermann AJ, Rovers MM, Tange RA et al. Primary stapes surgery in patients with otosclerosis: prediction of postoperative outcome. Arch Otolaryngol Head Neck Surg 2011 Aug;137(8):780-4.
32. Vincent R, Sperling NM, Oates J et al. Surgical findings and long-term hearing results in 3,050 stapedotomies for primary otosclerosis: a prospective study with the otology-neurotology database. Otol Neurotol 2006 Dec;27(8 Suppl 2):S25-47.
33. Lippy WH, Berenholz LP. Pearls on otosclerosis and stapedectomy. Ear Nose Throat J 2008 Jun;87(6):326-8.
34. Cheng HCS, Agrawal SK, Parnes LS. Stapedectomy versus stapedotomy. Otolaryngol Clin North Am 2018 Apr;51(2):375-92.
35. Vincent R, Rovers M, Zingade N et al. Revision stapedotomy: operative findings and hearing results. A prospective study of 652 cases from the otology-neurotology database. Otol Neurotol 2010 Aug;31(6):875-82.
36. Kelly EA, Gollapudy S, Riess ML et al. Quality of surgical field during endoscopic sinus surgery: a systematic literature review of the effect of total intravenous compared to inhalational anesthesia. Int Forum Allergy Rhinol 2013 Jun;3(6):474-81.
37. Bakhos D, Rouf CE, Laffont M et al. Stapes surgery for otosclerosis under local anaesthesia with sedation. Eur Ann Otorhinolaryngol Head Neck Dis 2021 Sep;138(4):283-5.
38. Hunter JB, Zuniga MG, Leite J et al. Surgical and audiologic outcomes in endoscopic stapes surgery across 4 Institutions. Otolaryngol Head Neck Surg 2016;154(6):1093-8.
39. Dundar R, Bulut H, Güler OK et al. Oval window temperature changes in an endoscopic stapedectomy. J Craniofac Surg 2015 Jul;26(5):1704-8.
40. Hunter JB, Rivas A. Outcomes following endoscopic stapes surgery. Otolaryngol Clin North Am 2016 Oct;49(5):1215-25.
41. Singh A, Irugu DVK, Kumar R et al. A review of surgical nuances and outcomes of the reverse stapedotomy. J Int Adv Otol 2019 Apr;15(1):151-5.
42. Malafronte G, Filosa B. Fisch's reversal steps stapedotomy: when to use it? Otol Neurotol 2009 Dec;30(8):1128-30.
43. Quesnel AM, Ishai R, McKenna MJ. Otosclerosis: temporal bone pathology. Otolaryngol Clin North Am 2018 Apr;51(2):291-303.
44. Szyfter W, Gawęcki W, Bartochowska A et al. Conductive hearing loss after surgical treatment of otosclerosis - long-term observations. Otolaryngol Pol 2020 Dec;75(1):1-6.
45. Fisch U. Stapedotomy versus stapedectomy. Am J Otol 1982 Oct;4(2):112-7.
46. Pauw BK, Pollak AM, Fisch U. Utricle, saccule, and cochlear duct in relation to stapedotomy. A histologic human temporal bone study. Ann Otol Rhinol Laryngol 1991 Dec;100(12):966-70.

GLOMUS TIMPÂNICO

Vagner Antonio Rodrigues da Silva ▪ João Flávio Nogueira
Arthur Menino Castilho

INTRODUÇÃO

Os paragangliomas (PGLs) são um grupo de tumores neuroendócrinos que surgem nos gânglios simpáticos ou parassimpáticos. Tem sido descrito em muitos locais anatômicos, mais comumente no abdome. As células paraganglionares estão normalmente associadas a estruturas do sistema nervoso autônomo em todo o corpo e são mais abundantes nas glândulas suprarrenais. As proliferações neoplásicas de células paraganglionares provenientes das glândulas suprarrenais são chamadas de feocromocitomas, enquanto os paragangliomas extrassuprarrenais são mais frequentemente encontrados na cabeça e pescoço e têm sido referidos como quemodectomas e tumores glômicos.[1]

Os PGLs de cabeça e pescoço compreendem de 65 a 70% de todas os PGLs e representam 0,6% de todos os cânceres de cabeça e pescoço. A incidência global estimada de destes tumores é de 0,3 a 1 por 100.000. PGLs da cadeia simpática cervical têm sido relatados, mas a maioria dos PGLs nesta região surge do bulbo jugular, nervos glossofaríngeo ou vago, ou corpo carotídeo. PGLs de corpo carotídeo constituem até 60% de todos os PGLs da cabeça e pescoço.[2,3] Os PGLs jugulotimpânicos incluem os *glomus* timpânicos (GT) ou PGL timpanomastóideo e o PGL jugular ou "*glomus* jugular".[4] O GT é o tumor mais comum da orelha média.[5]

O GT apresenta-se como uma massa avermelhada sob a membrana timpânica, associada a zumbido pulsátil, dada a sua natureza altamente vascular e posição anatômica típica. Dependendo do tamanho do tumor e da sua extensão às estruturas circundantes, a perda auditiva condutiva ou neurossensorial e a vertigem podem se desenvolver posteriormente. Tumores pequenos podem ser assintomáticos e geralmente são encontrados incidentalmente. Esta neoplasia geralmente é benigna com crescimento lento.[6] A taxa de crescimento indolente e a baixa atividade mitótica do GT são refletidas em seus baixos valores da proteína de núcleo *Ki-67*, que é um marcador de proliferação celular.[7]

Genética

Os PGLs podem ser o resultado de variações de sequência germinativa entre 1 a 15 genes diferentes, variações de sequência somática (*HRAS, NF1, EPAS1, RET e CSDE1*) ou genes de fusão (*MAML3*).[8] Os PGLs de cabeça e pescoço hereditários estão principalmente associados a variações de sequência germinativa em um dos genes de subunidade da succinato-desidrogenase - SDH (A a D, genericamente referidos como SDHx) ou ao fator de montagem

Quadro 8-1. Principais preditores dos paragangliomas hereditários[9]

I. História familiar de PGL, especialmente aqueles relacionados com o gene SDHD
II. História prévia de PGL suprarrenal ou extrassuprarrenal
III. Apresentação sindrômica característica: carcinoma de células renais, tumor estromal gastrointestinal (GIST) e/ou adenomas hipofisários (também relacionados com variações dos genes SDHx.)

PGL, paraganglioma; SDH, succinato-desidrogenase; GIST, tumor estromal gastrointestinal.

da SDH, SDHAF2. Variações de sequência em outros genes (von Hippel-Lindau/VHL, fator X/MAX associado ao MYC e proteína transmembrana 127/TMEM127) estão mais raramente envolvidas na patogênese desses tumores.[2,8,9]

Entre todas as variações de sequência genética conhecidas nos PGLs de cabeça e pescoço, os pacientes ligados à SDHD têm um risco de 75% ao longo da vida de desenvolver essas neoplasias. As variações da sequência germinativa SDHAF2 são frequentemente observadas em pacientes jovens com múltiplos PGLs.[10] As variações da sequência SDHD e SDHB representam 70% dos casos familiares e 8% dos casos não familiares, com a prevalência de variações da sequência SDHD sendo tão alta em 50%. As proporções de PGLs entre essas malignidades foram de 12 e 4% com variações de sequência SDHB e SDHD, respectivamente.[3,11] Os preditores dos PGL hereditários estão no Quadro 8-1.

SINAIS E SINTOMAS

A presença de uma massa vermelha e pulsátil na orelha média não é uma característica exclusiva de um PGL, e mesmo entre as duas formas de PGL do osso temporal a apresentação clínica pode ser idêntica. O GT tem comportamento localmente agressivo. Embora a incidência de função neurossecretora nos GT seja baixa, a instabilidade autonômica provocada pela liberação de catecolaminas durante a manipulação cirúrgica requer triagem cuidadosa durante a investigação tumoral. A identificação de tumores funcionais depende de uma investigação pré-operatória que inclui uma história médica detalhada e exames laboratoriais. As principais características clínicas estão resumidas no Quadro 8-2.

Embora a maioria dos PGLs de cabeça e pescoço seja benigna, 6 a 19% de todos tumores desenvolvem metástases. Os tumores malignos também têm necrose central, hipervascularidade ou aumento da atividade mitótica, mas não são completamente confiáveis para discriminar entre casos benignos e malignos. Embora a maioria das metástases esteja limitada aos linfonodos regionais, podem ocorrer metástases a distância,

Quadro 8-2. Características clínicas do *glomus* timpânico

I. Mais comum em mulheres
II. Média de idade de 55,2 anos (25,9–79,1)
III. Sintomas
 a) Zumbido pulsátil (81,4%)
 b) Perda auditiva (77,1%)
 c) Plenitude auricular (70,2%)
 d) Sinal de Brown (50%) – branqueamento ou palidez da lesão que toca a membrana timpânica durante a pressão pneumática
 e) Otorragia intermitente (9,6%)
 f) Otalgia, paralisia facial periférica e epistaxe (sangue desce pela tuba auditiva) são incomuns
 g) ** Disfonia, disfagia e fraqueza do ombro ou da língua devem levantar suspeita de paraganglioma jugular

mais comumente nos pulmões ou no esqueleto, ocorrendo em 6 a 13% dos casos. A metástase é menos provável de ocorrer em pacientes com PGL jugulotimpânicos e timpânicos, sem associação a variações da sequência SHDx.[12-15]

EXAMES DE IMAGEM

O diagnóstico do GT começa clinicamente com a visualização de uma massa vermelha atrás de um tímpano intacto. A tomografia computadorizada (TC) e a ressonância magnética (RM) são essenciais para identificar a origem do tumor e definir a extensão da doença. A TC de alta resolução é importante para visualizar a relação de um tumor suspeito com o osso circundante. A erosão ao redor do bulbo jugular é considerada característica de um paraganglioma jugular (Fig. 8-1).

A RM, com e sem contraste, é preferida à TC ao avaliar o componente de tecidos moles de um tumor. A aparência característica de um paraganglioma na RM com contraste é o chamado padrão de *"sal e pimenta"* (Fig. 8-2a), mais evidente nas sequências ponderadas em T2,

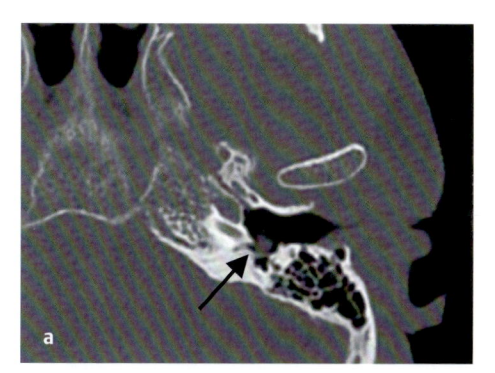

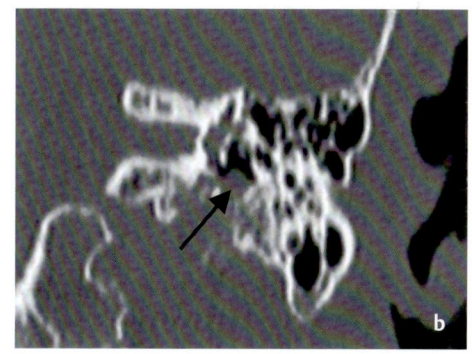

Fig. 8-1. Tomografia computadorizada de mastoide. (**a**) Corte axial evidencia lesão na região do hipotímpano com densidade de partes moles (seta preta). (**b**) Corte coronal – a mesma lesão é mostrada na seta. Apesar da evidente relação com o bulbo da veia jugular, é um *glomus* timpânico.

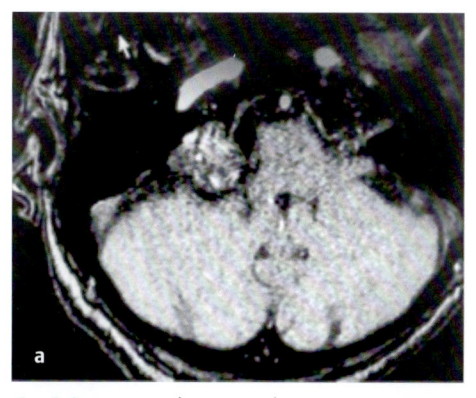

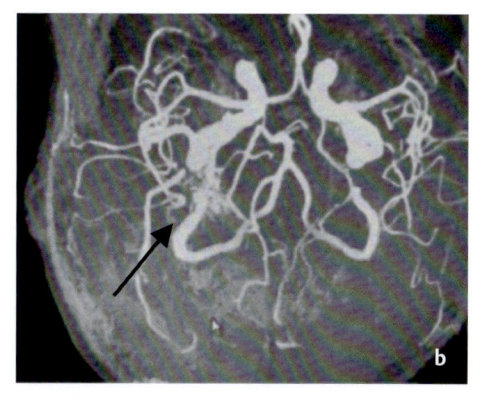

Fig. 8-2. Paraganglioma jugular com extensão intracraniana. (**a**) Ressonância nuclear magnética – T2 com contraste mostrando lesão no ângulo pontocerebelar com o aspecto de "sal e pimenta". (**b**) Angiorressonância arterial evidenciando que o tumor é altamente vascularizado.

representando vazios de fluxo intratumoral proeminentes.[9] Embora os tumores confinados à orelha média possam não necessitar de avaliação por RM para visualizar a extensão do tumor, em tumores localmente avançados pode ajudar a distinguir o tumor de secreções no osso temporal. Os dois principais diagnósticos diferenciais dos GT estão no Quadro 8-3.

Dois sistemas de estadiamento separados são comumente referenciados: Fisch-Mattox e Glasscock-Jackson (Quadros 8-4 e 8-5). O sistema Fisch-Mattox incorpora paraganglioma timpânico e jugular em comum (Quadro 8-4). O sistema de estadiamento de Fisch-Mattox modificado (Quadro 8-6) foi desenvolvido por Sanna *et al.*,[16] sendo específico para os GTs.

Quadro 8-3. Diagnósticos diferenciais do *glomus* timpânico

Glomus jugular
Artéria carótida aberrante

Quadro 8-4. O Sistema de classificação Fisch-Mattox[17]

Grau	
A	Tumor inteiramente dentro do espaço do ouvido médio
B	Tumor apenas dentro da orelha média ou porção mastóidea do osso temporal
C	Tumor dentro do osso temporal infralabiríntico ou ápice petroso
D1	Tumores com < 2 cm de extensão intracraniana
D2	Tumores com ≥ 2 cm de extensão intracraniana

Quadro 8-5. O sistema de classificação Glasscock-Jackson[18]

Grau	
1	Margens tumorais completamente visíveis à otoscopia
2	Tumor preenchendo o ouvido médio
3	Tumor preenchendo o ouvido médio e na mastoide
4	Tumor que se estende através da membrana timpânica para o meato acústico externo

Quadro 8-6. O sistema de classificação Fisch-Mattox modificado[16]

Grau	
A1	Margens tumorais completamente visíveis à otoscopia
A2	Margens tumorais não completamente visíveis à otoscopia
B1	Tumor que preenche o ouvido médio e se estende para o hipotímpano ou seio do tímpano
B2	Tumor preenchendo o ouvido médio e na mastoide
B3	Tumor erodindo no canal carotídeo

A avaliação por exames de imagem anatômica e funcional é importante na localização e tratamento dos PGLs de cabeça e pescoço. A tomografia computadorizada (TC) e a ressonância magnética (RM) são utilizadas para a localização inicial dos tumores, mas sua inespecificidade limita a eficácia no diagnóstico de um paraganglioma sobre outra massa. Por outro lado, as modalidades de imagem funcional podem ser usadas para diferenciar entre tipos específicos de tumor, porque eles têm como alvo os receptores celulares específicos, como transportadores de noradrenalina da membrana celular, receptores de somatostatina, transportadores de glicose e aminoácidos que são presentes nas células do paraganglioma.[19] Há uma tendência atual de se realizar imagem genótipo-específica na localização dos PGLs.[20] A tomografia por emissão de pósitrons ou *positron emission tomography* (PET) com fluorodi-hidroxifenilalanina (^{18}F-FDOPA) é superior à TC/RM ou a qualquer outra modalidade de imagem funcional para detecção de paragangliomas primários da base do crânio e do pescoço relacionados ou não com a SDH.[21]

EXAMES LABORATORIAIS

A pesquisa de metanefrinas livre no plasma ou metanefrinas fracionadas urinárias é recomendada em todos os pacientes com paragangliomas pela Sociedade de Endocrinologia em um consenso publicado em 2014.[22] Na prática clínica, em pacientes com GT, alguns cirurgiões fazem essa avaliação apenas nos casos de pacientes com história familiar da doença, hipertensão arterial sistêmica descontrolada e diarreia que teriam maior risco de terem tumores secretores.[23]

A predisposição genética para PGLs de cabeça e pescoço foi identificada nas subunidades B, C e D do gene da *SDH* – (SDHB/SDHC/SDHD), como mencionado anteriormente. As mutações SDHC e SDHD são mais comumente associadas a paragangliomas de cabeça e pescoço do que as mutações SDHB.[24,25] Há poucos estudos sobre avaliação genética em pacientes com GT. No contexto de **todos os paragangliomas**, a *guideline* da *Endocrine Society* elenca alguns dados a respeito da relevância da avaliação genética dos pacientes (Quadro 8-7).[22]

Na prática clínica, pacientes com PGLs podem apresentar características que indicam uma alta probabilidade de uma causa hereditária. História familiar positiva (com base no antecedente familiar ou na identificação de uma mutação no gene de suscetibilidade a PGL em um parente), características sindrômicas e doença multifocal, bilateral ou metastática.[26,27] Muitos pacientes com PGLs, no entanto, não têm as características mencionadas anteriormente.

Quadro 8-7. Relevância da avaliação genética dos pacientes com paraganglioma

1. Um terço de todos os pacientes com PGLs têm mutações germinativas causadoras da doença
2. Mutações do gene SDHB levam à doença metastática em 40% ou mais dos pacientes afetados
3. O estabelecimento de uma síndrome hereditária pode resultar em diagnóstico e tratamento precoces de PGLs e outras manifestações sindrômicas em familiares

PGL, Paraganglioma.

TRATAMENTO

As diretrizes da Organização Mundial da Saúde de 2022 consideram que todas os PGLs têm potencial metastático, não mais havendo diferenciação entre "maligno" e "benigno". Atualmente, não há marcadores para prever a disseminação metastática, mas pacientes com tamanho tumoral > 5 cm, presença de variação da sequência SDHB e localização extrassuprarrenal apresentam maior risco de metástase. Em relação a outros dados químicos e histopatológicos, pacientes com alto índice de *Ki-67* (marcador de mitoses detectado em imuno-histoquímica) e níveis elevados de metoxitiramina apresentam maior risco de metástase.[28,29]

Apesar de estes tumores raramente apresentarem disseminação metastática e terem crescimento lento, o protocolo de *wait and scan* deve ser realizado apenas para os pacientes com contraindicação clínica para cirurgia. O crescimento desta neoplasia pode causar paralisia facial periférica, perda auditiva (condutiva, neurossensorioneural ou mista), sangramento intermitente, além do risco de invasão do sistema nervoso central. A radioterapia estereotáxica também tem sido descrita como uma medida de controle dos PGL, apesar de controversa, indicada para tumores grandes com impossibilidade de ressecção cirúrgica. Para os GTs, raramente é indicada.

A cirurgia é o tratamento indicado para o GT. Os aspectos em que o cirurgião deve ficar mais atento são: sangramento, relação do tumor com nervo facial, cóclea e carótida interna e se o tumor é secretor de catecolaminas. É importante fazer reserva de sangue para os pacientes, principalmente para aqueles com estadiamento de Glasscock-Jackson 3 e 4. Se o tumor for secretor, deve ser feito o acompanhamento com endocrinologista para os bloqueios perioperatórios α-adrenérgico e, possivelmente, β-adrenérgico. Cuidados especiais devem ser tomados com pacientes que usam medicamento β-bloqueador o controle da hipertensão, pois esses indivíduos correm o risco de uma resposta grande de α-agonista com liberação de catecolaminas.[23]

A via de acesso vai depender do estadiamento da lesão e da experiência do cirurgião. Lesões com estadiamento 1 e 2 de Glasscock-Jackson podem ser removidas via transcanal com o uso de endoscópios. Geralmente o microscópio transcanal é mais utilizado para as lesões com estadiamento 1 de Glasscock-Jackson. Tumores maiores podem exigir mastoidectomia com timpanotomia posterior estendida para exposição ampla do hipotímpano. Em lesões avançadas com erosão do conduto auditivo externo (CAE), a mastoidectomia radical modificada, com ou sem fechamento do CAE, pode ser necessária.

A ressecção de tumores do estádio 2 de de Glasscock-Jackson via endoscópica é um desafio. É mais difícil controlar a hemostasia durante a manipulação do tumor com uma mão. O uso de bipolar ou *laser* e o broqueamento do CAE para visualização do tumor podem ser necessários. As vantagens da coagulação são a prevenção de sangramento e hemostasia para manter o campo cirúrgico limpo e redução do volume tumoral, além da localização e coagulação do pedículo vascular. Apenas o uso de algodão embebido em epinefrina é menos eficaz que um cautério bipolar ou *lasers* (CO_2, diodo ou KTP).[30]

Marchioni *et al.*[31] foram os primeiros a relatarem o uso da cirurgia endoscópica transcanal da orelha para o tratamento dos PGLs da orelha média. A casuística de três pacientes demonstrou que as vantagens da cirurgia endoscópica transcanal superam as limitações, principalmente quando a doença está localizada na caixa timpânica. A doença avançada que se estende para a cavidade mastóidea ainda requer o uso de microscópio e mastoidectomia. O endoscópio pode ser complementar em relação à doença na orelha média, mesmo no contexto da doença avançada. Killeen *et al.*,[32] em uma série com 14 casos, 11 pacientes (79%) tiveram remoção completa do tumor exclusivamente por via endoscópica transcanal. Dos três tumores que necessitaram de microscópio, dois fizeram de incisão retroauricular com mastoidectomia e outro paciente foi tratado pelo CAE. Assim, em 12 dos 14 casos (86%), os PGLs da orelha média foram completamente excisados sem incisão retroauricular com o uso de endoscópio.

Embolização

A embolização pré-operatória busca ocluir vasos que alimentam o tumor. Embora a indicação para os GTs seja discutível, a redução no tamanho da lesão e hemorragia intraoperatória melhoram a visualização e a manipulação tumoral das estruturas circundantes, facilitando a preservação funcional.[33] O procedimento geralmente é realizado com *polyvinyl alcohol* (Ivalon) ou *ethylene-vinyl alcohol copolymer* (Onyx), realizado no momento da angiografia 1 ou 2 dias antes da cirurgia. Um intervalo mais longo entre a embolização e a cirurgia pode resultar em fluxo sanguíneo colateral para o tumor, o que pode, paradoxalmente, aumentar a perfusão tumoral e a perda de sangue intraoperatória. Existem riscos limitados, embora possíveis, de neuropatia craniana temporária e permanente, acidente vascular cerebral por fenômenos embólicos relacionados com o cateter intra-arterial e fluxo aberrante de material embólico.[34] Há poucos estudos que avaliam risco da embolização para os GTs, os que existem têm pequeno número de pacientes.[35] Em casos selecionados e dependendo da preferência da equipe, pode ser utilizada.

Prognóstico

A ressecção cirúrgica geralmente é bem-sucedida dos GTs e pode ser realizada com morbidade mínima. Em relação ao resultado auditivo, há tendência de melhora no *gap* aéreo-ósseo quando o tumor é removido da cadeia ossicular. A perda auditiva neurossensorial pode ocorrer em alguns casos quando a invasão tumoral do sistema cocleovestibular ocorre através das janelas ovais ou redondas ou de uma fístula labiríntica. A paralisia facial periférica pós-operatória não é comum, embora a probabilidade seja maior com a doença aderente quando o nervo facial é extensivamente esqueletizado ou deiscente durante a ressecção. Além da perda auditiva e paralisia facial, a perfuração da membrana timpânica (1,7%), a formação de colesteatoma adquirido (1,7%), a infecção no sítio cirúrgico (1,7%) e fístula liquórica (0,9%) também são possíveis, mas raros.[23]

CIRURGIA

A anestesia venosa total é a técnica de escolha, pois reduz a chance de movimento do paciente, não requer relaxantes musculares e reduz o sangramento intraoperatório (Quadros 8-8 e 8-9).

Quadro 8-8. Materiais sugeridos para cirurgia de *glomus* timpânico por via endoscópica

Endoscópio
▪ 3 mm de diâmetro ▪ 14 cm de comprimento com ▪ Diferentes graus de angulação (0°, 30°, 45°, 70°)
Câmera
▪ 3 *chips* de alta definição ** Sempre deixe preparado um microscópio pronto para ser utilizado em caso de necessidade de conversão
***Laser* de CO_2 ou diodo ou cautério bipolar**

Quadro 8-9. Preparo do paciente

I. Anestesia local com lidocaína ou bupivacaína com epinefrina ou ropivacaína é infiltrada na pele do conduto auditivo externo em todos os quadrantes (anterior, posterior, inferior e superior), trágus e área pós-auricular
II. Aparar o excesso de pelos do CAE para evitar manchas de sangue ou embaçamento na ponta do endoscópio
III. Epinefrina tópica 1:1.000 no algodão colocado na pele do conduto auditivo externo e na membrana timpânica ajuda a reduzir o sangramento

Técnica Cirúrgica

1. Confecção de retalho timpanomeatal com incisões para a exposição de todo o hipotímpano e que permita o broqueamento do mesmo, se necessário (Fig. 8-3).
2. As incisões do canal para o retalho timpanomeatal de base superior começam no processo lateral do martelo e se estendem ao redor da parede posterior do canal ao longo do canal inferior e até a parede do anterior do conduto auditivo externo (Fig. 8-3).
3. A pele do CAE é elevada até o anel timpânico. A membrana timpânica é deixada pediculada para a pele do canal superior e para o martelo (Fig. 8-3a).
4. Descolar a MT do cabo do martelo (*degloving*) para melhorar a exposição mesotímpano anterior e posterior (Fig. 8-3b-d).
5. A canaloplastia pode ser realizada, se necessário, para aumentar a exposição a toda orelha média.
6. Após uma boa exposição da lesão, a dissecção do tumor deve ser sempre realizada de forma meticulosa. A utilização de algodão embebido com adrenalina (1:1.000), eletrocautério bipolar e o *laser* podem ser ferramentas úteis para o manejo do sangramento. Deve-se ter cuidado para não cauterizar o promontório pelo risco de perda sensorioneural (Figs. 8-5 e 8-6).
7. A porção anterior do tumor, adjacente à artéria carótida petrosa, geralmente deve ser abordada por último. Embora a TC pré-operatória ajude a caracterizar a integridade do canal carotídeo, a palpação anterior só deve ser realizada com um instrumento de ponta romba. Após estabelecer a relação do tumor com a artéria carótida, a dissecção pode prosseguir com cuidado. Quando liberado de todos os anexos vasculares e ossiculares e do nervo facial, o tumor geralmente pode ser retirado do promontório.
8. Controlado o sangramento, o estado dos ossículos e da membrana timpânica é avaliado, e a timpanoplastia com ossiculoplastia deve ser realizada, se necessário.

GLOMUS TIMPÂNICO

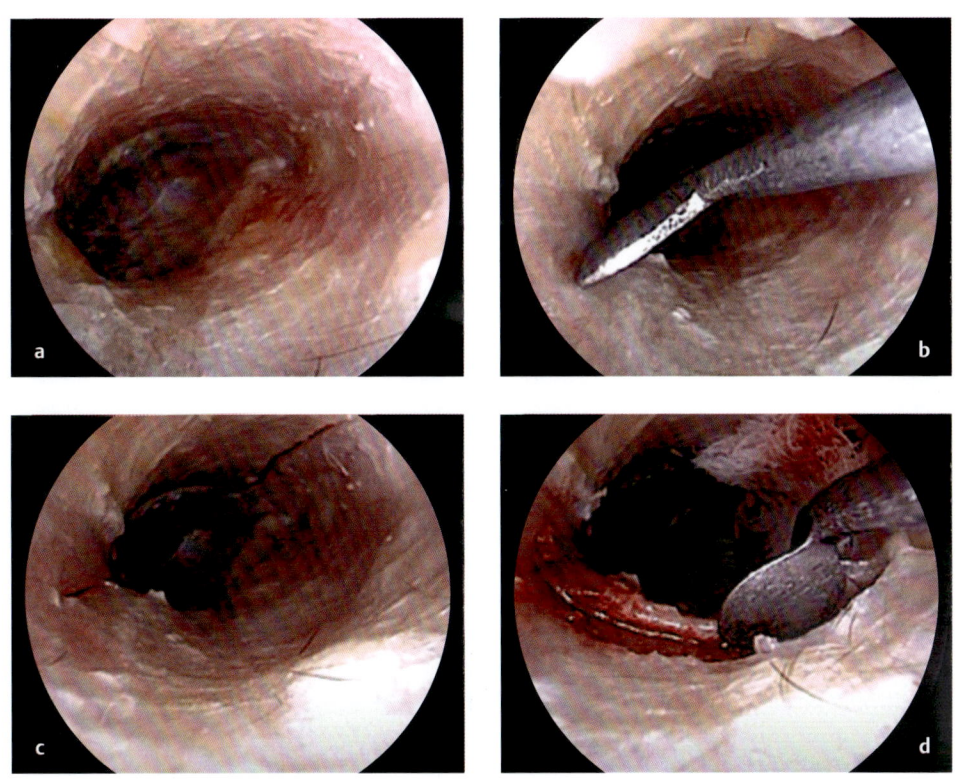

Fig. 8-3. Retalho timpanomeatal. (**a**) Meatoscopia. (**b**) Incisão vertical inferior. (**c**) Incisão vertical inferior. (**d**) Incisão horizontal.

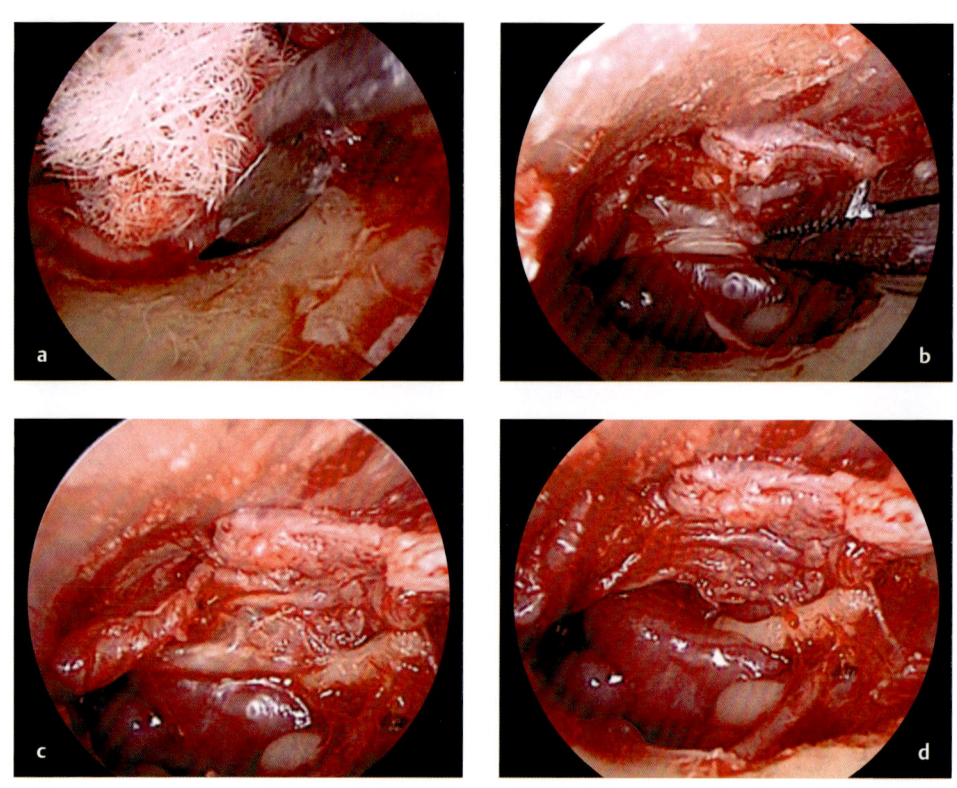

Fig. 8-4. Elevação do retalho timpanomeatal e exposição do tumor. (**a**) Elevação do retalho abaixo do anel timpânico. (**b**) Início da exposição do tumor e *degloving* da cabeça do martelo. (**c**) Exposição após o *degloving* da cabeça do martelo. (**d**) *Degloving* do cabo do martelo e ampliação da exposição do tumor.

GLOMUS TIMPÂNICO 89

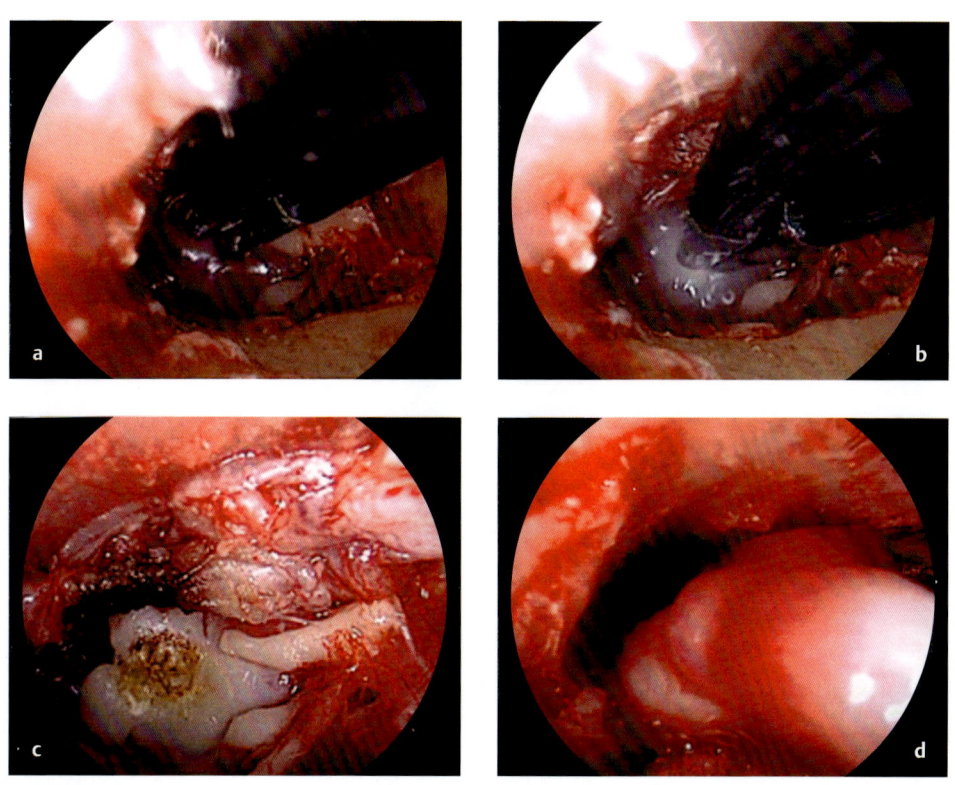

Fig. 8-5. Cauterização e retirada do tumor. (**a**) Tumor é tocado na sua porção inferior pelo cautério bipolar.
(**b**) Início da cauterização e redução do tumor. (**c**) Aspecto da lesão após o término da cauterização.
(**d**) Retirada do tumor.

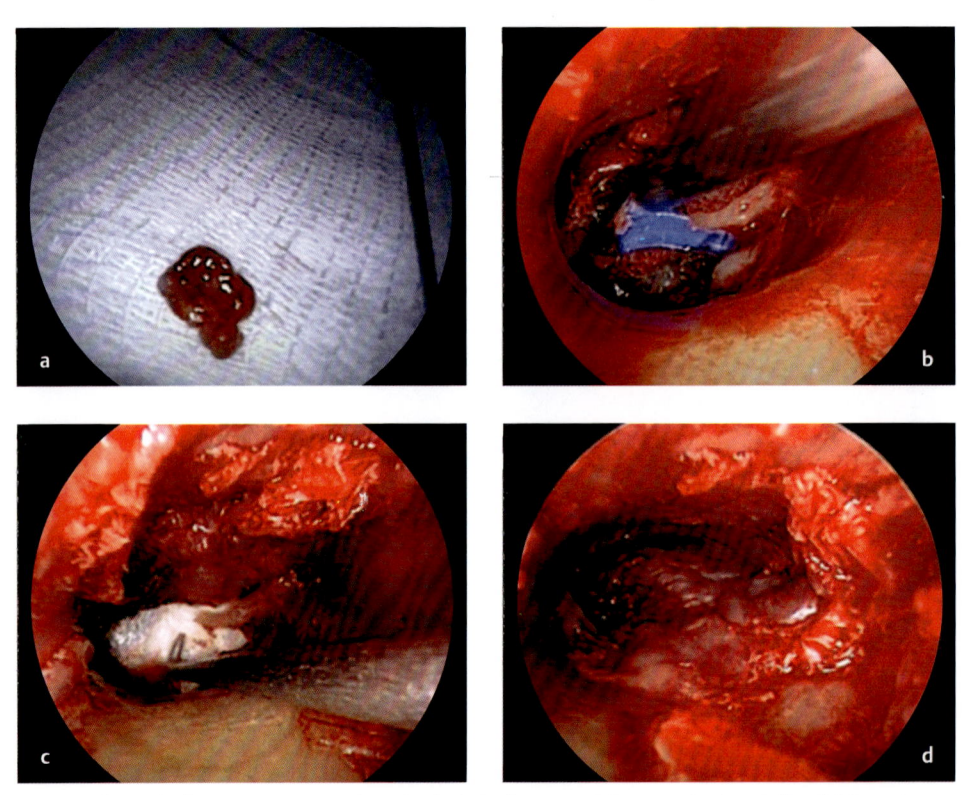

Fig. 8-6. Controle do sangramento após retirada da lesão e reposicionamento do retalho. (**a**) Aspecto do tumor após sua retirada. (**b**) Controle do sangramento com cotonoide. (**c**) Colocado gelfoam na caixa timpânica. (**d**) Reposicionado o retalho timpanomeatal.

CONCLUSÃO

A ressecção dos GT com endoscópio, em tumores localizados na caixa timpânica, é possível, com bons resultados e baixa morbidade. É importante que o cirurgião tenha experiência prévia com outros procedimentos endoscópicos na orelha média e sempre tenha disponível um microscópio para ser utilizado, se necessário.

REFERÊNCIAS BIBLIOGRÁFICAS

1. Ahsan SF, Seidman M, Yaremchuk K. What is the best imaging modality in evaluating patients with unilateral pulsatile tinnitus? Laryngoscope 2015 Feb;125(2):284-5.
2. Cass ND, Schopper MA, Lubin JA et al. The changing paradigm of head and neck paragangliomas: what every otolaryngologist needs to know. Ann Otol Rhinol Laryngol 2020 Nov;129(11):1135-43.
3. Sandow L, Thawani R, Kim MS et al. Paraganglioma of the head and neck: a review. Endocr Pract 2023 Feb;29(2):141-7.
4. Boedeker CC, Ridder GJ, Schipper J. Paragangliomas of the head and neck: diagnosis and treatment. Fam Cancer 2005;4(1):55-9.
5. Carlson ML, Sweeney AD, Pelosi S et al. Glomus tympanicum: a review of 115 cases over 4 decades. Otolaryngol Head Neck Surg 2015 Jan;152(1):136-42.

6. Lee SJ, Lee SY, An GS et al. Treatment outcomes of patients with glomus tympanicum tumors presenting with pulsatile tinnitus. J Clin Med 2021 May 27;10(11).
7. Pávai Z, Orosz Z, Horváth E et al. Immunohistochemical features of paragangliomas. J Cell Mol Med 2001;5(3):311-6.
8. Fishbein L, Leshchiner I, Walter V et al. Comprehensive molecular characterization of pheochromocytoma and paraganglioma. Cancer Cell 2017 Feb 13;31(2):181-93.
9. Taïeb D, Kaliski A, Boedeker CC et al. Current approaches and recent developments in the management of head and neck paragangliomas. Endocr Rev 2014 Oct;35(5):795-819.
10. Snezhkina AV, Fedorova MS, Pavlov VS et al. Mutation Frequency in Main Susceptibility Genes Among Patients With Head and Neck Paragangliomas. Front Genet 2020;11:614908.
11. Pellitteri PK, Rinaldo A, Myssiorek D et al. Paragangliomas of the head and neck. Oral Oncol 2004 Jul;40(6):563-75.
12. Richter S, Qiu B, Ghering M et al. Head/neck paragangliomas: focus on tumor location, mutational status and plasma methoxytyramine. Endocr Relat Cancer 2022 Mar 21;29(4):213-24.
13. Benson JC, Eckel L, Guerin J et al. Review of temporal bone microanatomy: aqueducts, canals, clefts and nerves. Clin Neuroradiol 2020 Jun;30(2):209-19.
14. Luers JC, Hüttenbrink KB. Surgical anatomy and pathology of the middle ear. J Anat 2016 Feb;228(2):338-53.
15. Benson JC, Lane JI. Temporal bone anatomy. Neuroimaging Clin N Am 2022 Nov;32(4):763-75.
16. Sanna M, Fois P, Pasanisi E et al. Middle ear and mastoid glomus tumors (glomus tympanicum): an algorithm for the surgical management. Auris Nasus Larynx 2010 Dec;37(6):661-8.
17. Fisch U, Mattox D. Microsurgery of the skull base. Thieme; 1988:704.
18. Jackson CG, Glasscock ME, Harris PF. Glomus tumors. Diagnosis, classification, and management of large lesions. Arch Otolaryngol 1982 Jul;108(7):401-10.
19. Pacak K, Eisenhofer G, Goldstein DS. Functional imaging of endocrine tumors: role of positron emission tomography. Endocr Rev 2004 Aug;25(4):568-80.
20. Timmers HJ, Taieb D, Pacak K. Current and future anatomical and functional imaging approaches to pheochromocytoma and paraganglioma. Horm Metab Res 2012 May;44(5):367-72.
21. King KS, Chen CC, Alexopoulos DK et al. Functional imaging of SDHx-related head and neck paragangliomas: comparison of 18F-fluorodihydroxyphenylalanine, 18F-fluorodopamine, 18F-fluoro-2-deoxy-D-glucose PET, 123I-metaiodobenzylguanidine scintigraphy, and 111In-pentetreotide scintigraphy. J Clin Endocrinol Metab 2011 Sep;96(9):2779-85.
22. Lenders JW, Duh QY, Eisenhofer G et al. Pheochromocytoma and paraganglioma: an endocrine society clinical practice guideline. J Clin Endocrinol Metab 2014 Jun;99(6):1915-42.
23. Sweeney AD, Carlson ML, Wanna GB et al. Glomus tympanicum tumors. Otolaryngol Clin North Am 2015 Apr;48(2):293-304.
24. Baysal BE, Willett-Brozick JE, Lawrence EC et al. Prevalence of SDHB, SDHC, and SDHD germline mutations in clinic patients with head and neck paragangliomas. J Med Genet 2002 Mar;39(3):178-83.
25. Neumann HP, Pawlu C, Peczkowska M et al. Distinct clinical features of paraganglioma syndromes associated with SDHB and SDHD gene mutations. JAMA 2004 Aug 25;292(8):943-51.
26. Buffet A, Venisse A, Nau V et al. A decade (2001-2010) of genetic testing for pheochromocytoma and paraganglioma. Horm Metab Res 2012 May;44(5):359-66.
27. Gimenez-Roqueplo AP, Caumont-Prim A, Houzard C et al. Imaging work-up for screening of paraganglioma and pheochromocytoma in SDHx mutation carriers: a multicenter prospective study from the PGL.EVA Investigators. J Clin Endocrinol Metab 2013 Jan;98(1):E162-73.
28. Mete O, Asa SL, Gill AJ et al. Overview of the 2022 WHO Classification of Paragangliomas and Pheochromocytomas. Endocr Pathol 2022 Mar;33(1):90-114.

29. Fassnacht M, Assie G, Baudin E et al. Adrenocortical carcinomas and malignant phaeochromocytomas: ESMO-EURACAN Clinical Practice Guidelines for diagnosis, treatment and follow-up. Ann Oncol 2020 Nov;31(11):1476-90.
30. Isaacson B, Nogueira JF. Endoscopic management of middle ear and temporal bone lesions. Otolaryngol Clin North Am 2016 Oct;49(5):1205-14.
31. Marchioni D, Alicandri-Ciufelli M, Gioacchini FM et al. Transcanal endoscopic treatment of benign middle ear neoplasms. Eur Arch Otorhinolaryngol 2013 Nov;270(12):2997-3004.
32. Killeen DE, Wick CC, Hunter JB et al. Endoscopic management of middle ear paragangliomas: a case series. Otol Neurotol 2017 Mar;38(3):408-15.
33. Tasar M, Yetiser S. Glomus tumors: therapeutic role of selective embolization. J Craniofac Surg 2004 May;15(3):497-505.
34. Gaynor BG, Elhammady MS, Jethanamest D et al. Incidence of cranial nerve palsy after preoperative embolization of glomus jugulare tumors using Onyx. J Neurosurg 2014 Feb;120(2):377-81.
35. Devuyst L, Defreyne L, Praet M et al. Treatment of glomus tympanicum tumors by preoperative embolization and total surgical resection. Am J Otolaryngol 2016;37(6):544-51.

USO DO ENDOSCÓPIO NA CIRURGIA DA BASE LATERAL DO CRÂNIO

CAPÍTULO 9

João Paulo Peral Valente ▪ Aryane Marcondes Rezende
Giovana Scachetti

INTRODUÇÃO

A cirurgia da base lateral do crânio geralmente envolve procedimentos para acesso ao osso temporal e seus arredores. Devido à complexidade anatômica, usualmente são cirurgias desafiadoras e que demandam, portanto, *expertise* da equipe cirúrgica. Diversas técnicas cirúrgicas para acesso à orelha interna e ao conduto auditivo interno (CAI) baseadas no uso do microscópio são bem reconhecidas e extensamente documentadas.

As técnicas tradicionais podem ser divididas de acordo com sua relação com a cápsula ótica (Quadro 9-1).

Desde a década de 1990, o endoscópio vem sendo utilizado como instrumento para o tratamento de patologias da orelha média, seguindo uma tendência de cirurgias menos invasivas. Nos últimos anos, a disseminação do uso do endoscópio e o avanço de equipamentos e instrumentos cirúrgicos têm permitido a exploração cirúrgica mais detalhada e o refinamento técnico, dada as características principais do endoscópio que são a visão angular e aproximada do campo cirúrgico.[1-5]

De maneira simplificada, o endoscópio vem sendo utilizado em duas situações principais descritas no Quadro 9-2.

Dentre as abordagens endoscópicas exclusivas, destaca-se o acesso transcanal transpromontório ao CAI, que utiliza o conduto auditivo externo (CAE) como um corredor cirúrgico natural (Fig. 9-1).[1,6-8] Este e outros tipos de acessos exclusivos ou complementares serão descritos e discutidos com detalhes ao longo do capítulo.

Quadro 9-1. Divisão dos acessos ao conduto auditivo interno de acordo sua relação com a cápsula ótica

Através da cápsula ótica – transmastóideos: translabiríntico, transótico e transcoclear
Superior à cápsula ótica: fossa média
Posterior à cápsula ótica: retrossigmóideo e retrolabiríntico

Quadro 9-2. Utilizações do endoscópio no acesso ao conduto auditivo interno

Acessos endoscópicos exclusivos: novas vias foram descritas
Acessos endoscópicos combinados ou complementares: o endoscópio é utilizado como ferramenta complementar ao microscópio para realização mais adequada de um determinado passo cirúrgico

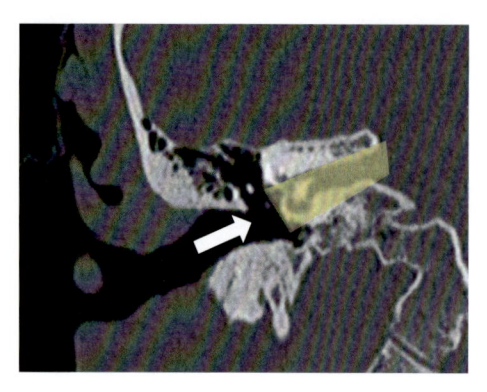

Fig. 9-1. Figura esquemática e tomografia computadorizada mostrando a via de acesso transcanal transpromontório ao conduto auditivo interno (CAI). (Adaptada de Alicandri-Ciufelli M et al. Acquisition of surgical skills for endoscopic ear and lateral skull base surgery: a staged training programme).[1]

ABORDAGEM TRANSCANAL ENDOSCÓPICA EXCLUSIVA PARA A ORELHA INTERNA E ÁPICE PETROSO

Acesso Transpromontório

A via de acesso transcanal transpromontorial é uma abordagem relativamente recente, minimamente invasiva para o tratamento de tumores limitados à orelha interna, CAI e com mínima extensão ao ângulo pontocerebelar (APC). Na literatura são descritos dois acessos distintos - acesso endoscópico transcanal transpromontorial (TTP) e um acesso transcanal transpromontorial estendido (TTPE).[1,2,7,8]

A abordagem endoscópica transcanal transpromontorial (TTP) é um procedimento totalmente endoscópico indicado para remoção de pequenas lesões localizadas na orelha interna e no CAI. Já o acesso transcanal transpromontorial estendido (TTPE) pode ser recomendado para o tratamento cirúrgico de lesões maiores, envolvendo o CAI e o APC.

Tanto TTP quanto TTPE exigem a remoção da cápsula ótica (cóclea e vestíbulo mais precisamente) e são, portanto, mais bem indicados para pacientes sem audição residual funcional. Outro aspecto destas abordagens é a menor necessidade de manipulação do tronco encefálico e retração meníngea, em comparação aos acessos tradicionais assistidos por microscópio.

Dentre as patologias com possibilidades de tratamento via TTP e TTPE destacam-se os schwannomas (intralabirínticos, intracanaliculares e com extensão ao APC) e os colesteatomas congênitos.[9-11]

Para a realização dessa técnica cirúrgica, é importante que o cirurgião tenha conhecimento dos pontos de estreitamento anatômico e maneiras possíveis de mitigar alguma dificuldade intraoperatória adicional:

1. **Conduto auditivo externo:** a ampliação do campo pode ser feita com canaloplastia, sempre que necessário.
2. **Orelha média:** nesta região, lateral ao CAI, o acesso é limitado por uma área delimitada pelos segmentos timpânico e mastoideo do nervo facial, nervoso petroso superficial maior (e/ou dura-máter da fossa média), artéria carótida interna e bulbo da jugular (Fig. 9-2). Devido à variação anatômica destas estruturas (especialmente do bulbo da jugular), a área de trabalho nesta região pode ser bastante variável.
3. **Poro acústico interno:** área mais medial do acesso; em geral a área máxima de exposição é mais estreita que nos acessos tradicionais. É importante ressaltar que esse

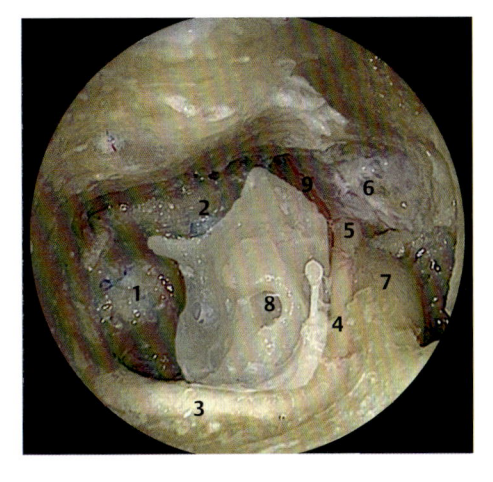

Fig. 9-2. Área de estreitamento na orelha média e seus limites anatômicos (branco) – orelha esquerda. *1*, bulbo jugular; *2*, artéria carótida interna; *3*, segmento mastóideo do nervo facial; *4*, segmento timpânico do nervo facial; *5*, gânglio geniculado; *6*, dura-máter da fossa média; *7*, canal semicircular lateral; *8*, janela redonda; *9*, nervo petroso superficial maior.

tipo de acesso expõe melhor a face inferior do CAI, ao contrário dos acessos mais posteriores (translabiríntico, retrolabiríntico e retrossigmóideo) que proporcionam uma visão direta da face posterior do CAI.

A TTP é uma técnica cirúrgica exclusivamente transcanal, onde o manejo da lesão é realizado de forma exclusivamente endoscópica, e que não requer incisões fora do CAE. É indicada para lesões pequenas, limitadas ao fundo do CAI, à cóclea, e ao vestíbulo sem envolvimento do poro acústico, em pacientes sem audição funcional, com alta probabilidade de ressecção total do tumor e baixos riscos.[12-17]

A nosso ver, são consideradas contraindicações a essa técnica:

- Tumores com localização exclusiva ou grande envolvimento do APC.
- Anomalias vasculares da artéria cerebelar anteroinferior (AICA) com alças ao nível da CAI - contraindicação relativa pelo risco de sangramento.
- Bulbo jugular alto – contraindicação relativa, pois pode impedir exposição adequada e pelo risco de sangramento durante a manipulação do tumor.

Vantagens:

- Ausência de craniotomia e menor necessidade de remoção óssea.
- Ampliação e excelente visualização anatômica das estruturas envolvidas, principalmente o nervo facial.
- Menor tempo cirúrgico, curta permanência hospitalar, baixa morbidade.

Desvantagens:

- Indicações limitadas quanto ao tamanho e localização do tumor.
- Dificuldade de manejo em caso de sangramento inesperado.
- Dificuldade de manejo e preservação das estruturas neurovasculares, especialmente do APC.
- Não permite a preservação da audição.

Técnica Cirúrgica (TTPE)

1. Sala de Cirurgia, Posicionamento do Cirurgião e do Paciente

A sala de cirurgia deve ser organizada de forma semelhante à cirurgia microscópica otológica, exceto pela necessidade do sistema de videocirurgia, que sugerimos estar posicionado exatamente em frente do cirurgião. Manter o monitor de vídeo ao nível dos olhos do cirurgião evita hiperextensão ou hiperflexão do pescoço. O paciente encontra-se em decúbito dorsal, com a cabeça girada e estendida contralateralmente. A utilização de monitorização contínua do nervo facial se faz necessária na maioria dos casos.

2. Incisão Endaural e Acesso ao Ouvido Médio

Na técnica TTP, toda a cirurgia é realizada através do CAE; nenhuma incisão externa é necessária. No caso do acesso TTPE ao CAI há a necessidade da realização de incisão intertrago-heliciana com extensão para parede posterior do conduto auditivo externo para melhor exposição (Fig. 9-3).

O CAE é incisado circunferencialmente no nível da junção osteocartilaginosa. O retalho cutâneo é elevado progressivamente até o nível do ânulo timpânico. Durante este procedimento, cotonoides embebidos em solução de adrenalina são colocados entre a pele e o osso do CAE para reduzir o sangramento. Nesta técnica toda pele do CAE e membrana timpânica são removidos, sendo importante não deixar nenhum resíduo epitelial para reduzir o risco de colesteatoma iatrogênico.

3. Canaloplastia

Neste passo faz-se a ampliação do CAE ósseo (canaloplastia). A articulação temporomandibular constitui o limite anterior da dissecção. Na porção medial e posterior do CAE, é importante a dissecção do nervo corda do tímpano, que serve como reparo anatômico para posterior identificação do segmento mastoideo do nervo facial.

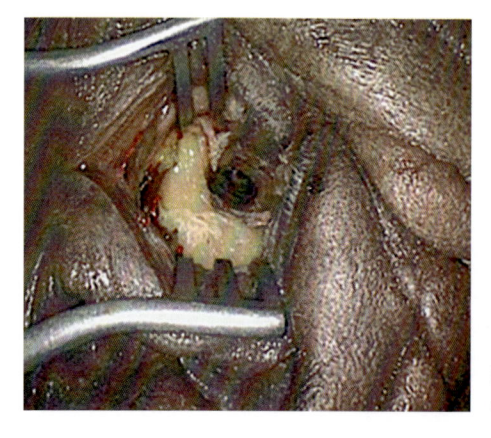

Fig. 9-3. Incisão intertrago-heliciana para acesso endaural (orelha direita).

4. Dissecção do Hipotímpano

Ao adentrar na orelha média, sugere-se, primeiramente, realizar a remoção da celularidade hipotimpânica, com identificação das suas duas principais estruturas anatômicas: artéria carótida interna e bulbo da jugular (Fig. 9-4). Manter a dissecção anterior ao nervo corda do tímpano evita lesão inadvertida do segmento mastóideo do nervo facial.

4. Epitimpanectomia e Identificação dos Limites Anatômicos da Orelha Média

Neste ponto procede-se a epitimpanectomia com identificação de toda cadeia ossicular e do tégmen timpânico (Fig. 9-5). Com a remoção do martelo e bigorna, é possível identificar claramente todo o trajeto do segmento timpânico do nervo facial. Após isso, segue-se então para a identificação e esqueletização do segmento mastóideo do nervo facial. A dissecção junto ao tégmen timpânico permite a localização da dura-máter da fossa média e do nervo petroso superficial maior. Ao fim deste tempo cirúrgico, o cirurgião deve visualizar todas as estruturas anatômicas da orelha média que delimitam o acesso ao CAI, conforme descrito na Figura 9-2.

5. Exposição do Vestíbulo e Cocleotomia

O acesso se desenvolve agora para a dissecção das estruturas da orelha interna. Primeiramente, deve-se proceder a remoção do estribo e ampliação do nicho da janela oval (pode ser feito com cureta otológica ou broca cirúrgica), identificando os recessos esférico e elíptico do vestíbulo.

Finalizada esta etapa, identifica-se a janela redonda e inicia-se a cocleotomia. Iniciar a abertura da cóclea pelo giro basal e seguir progressivamente para o giro médio-apical, com a identificação do modíolo (Fig. 9-6). O segmento labiríntico do nervo facial pode ser identificado na área entre o recesso esférico do vestíbulo e o giro médio da cóclea (Fig. 9-7).

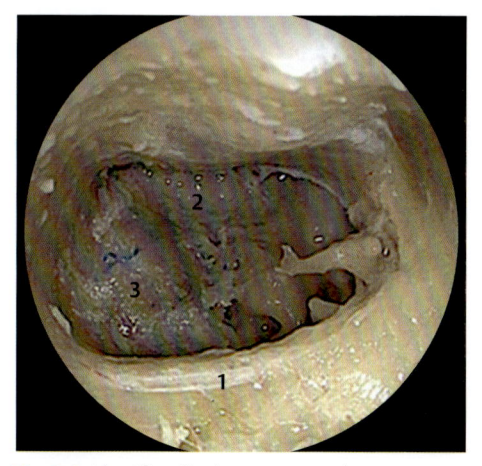

Fig. 9-4. Identificação das estruturas do hipotímpano. *1*, nervo corda do tímpano; *2*, artéria carótida interna; *3*, bulbo jugular.

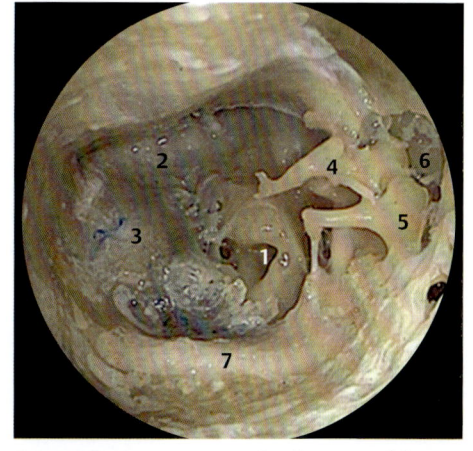

Fig. 9-5. Epitimpanectomia (orelha esquerda). *1*, janela redonda; *2*, artéria carótida interna; *3*, bulbo jugular; *4*, martelo; *5*, bigorna; *6*, tégmen timpânico; *7*, segmento mastóideo do nervo facial.

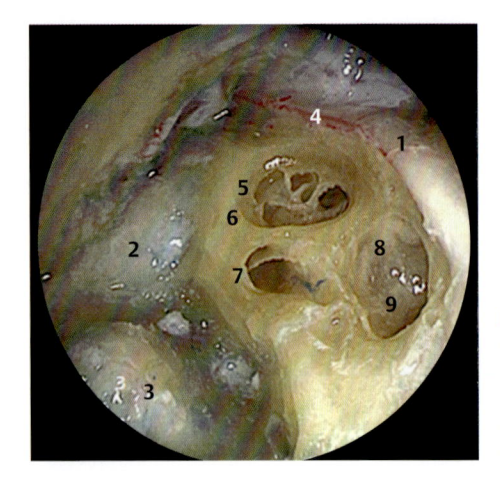

Fig. 9-6. Abertura do vestíbulo e cocleotomia (orelha esquerda). *1*, gânglio geniculado; *2*, artéria carótida interna; *3*, bulbo jugular; *4*, nervo petroso superficial maior; *5*, giro apical da cóclea; *6*, giro médio da cóclea; *7*, giro basal da cóclea; *8*, recesso esférico; *9*, recesso elíptico.

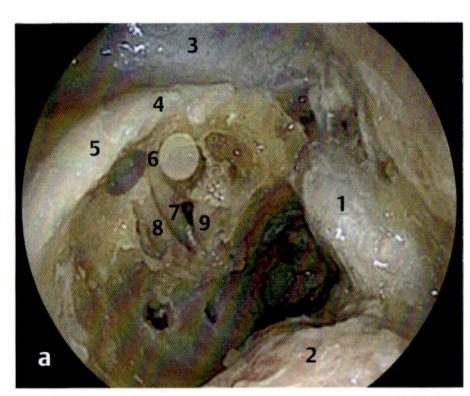

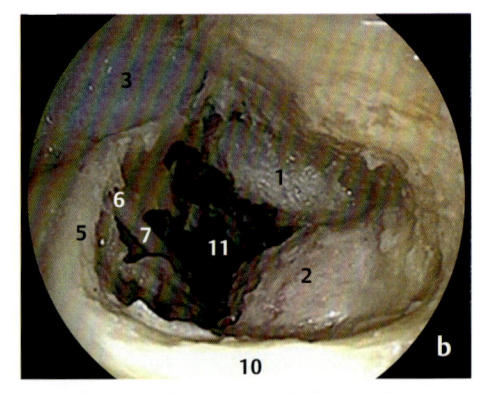

Fig. 9-7. (a, b) Conteúdo neural do CAI (orelha direita). *1*, artéria carótida interna; *2*, bulbo jugular; *3*, dura-máter fossa média; *4*, gânglio geniculado; *5*, segmento timpânico do nervo facial; *6*, segmento labiríntico do nervo facial; *7*, segmento meatal do nervo facial; *8*, nervo vestibular; *9*, nervo coclear; *10*, segmento mastóideo do nervo facial; *11*, ângulo pontocerebelar. **Área em Branco –** Giro médio da cóclea. **Área em Cinza –** Recesso esférico do vestíbulo.

6. Identificação e Esqueletização do CAI

Neste ponto estão presentes três aberturas para o labirinto: anteriormente, o giro apical da cóclea com o helicotrema; inferiormente, o giro basal da cóclea; e, superiormente, o nicho da janela oval, indicando a parte medial do vestíbulo. O osso entre esses três marcos representa o osso cocleovestibular, um osso de tamanho variável entre o vestíbulo e a cóclea que dá acesso ao fundo do CAI.

Há poucos trabalhos na literatura abordando os métodos para identificação do CAI através do acesso transcanal. Komune et al.[8] sugerem que uma área triangular formada pelo processo cocleariforme e os pilares do nicho da janela redonda seriam a projeção lateral do CAI na orelha média.

Nosso grupo, em estudo anatômico ainda não publicado, sugere que o modíolo da cóclea seja usado como reparo para identificação do CAI. Nossas dissecções mostraram que o ângulo entre modíolo e CAI normalmente é de 150°, com pouca variação anatômica (Fig. 9-8).

Após a identificação do CAI, este deve ser esqueletizado ao menos 180°, seguindo os mesmos preceitos dos acessos clássicos. Como já mencionado, neste acesso teremos melhor exposição da face inferior do CAI (Fig. 9-9).

7. Abertura da Dura-Máter do CAI e Exploração do Conteúdo Intradural

Após esqueletização do CAI até o poro acústico interno, realiza-se a abertura da dura-máter (CAI e fossa posterior adjacente). Neste ponto poderão ser identificados os conteúdos neurovasculares da região (Fig. 9-9). Em casos de dissecção tumoral, o procedimento deve seguir os mesmos métodos de dissecção tumoral convencionais, com objetivo de remover a lesão e preservar as estruturas neurovasculares adjacentes. Sempre que possível, recomenda-se a realização deste tempo cirúrgico a 3 ou 4 mãos, permitindo que o cirurgião principal possa realizar a dissecção tumoral de forma bimanual.

8. Fechamento

Após a remoção do tumor, inicia-se o fechamento. O óstio da tuba auditiva deve ser ocluído com fragmento de músculo ou fáscia temporal. Realiza-se a oclusão do defeito dural da fossa posterior com gordura (geralmente obtida através de pequena incisão na região abdominal). Atenção especial deve ser prestada no momento de obliteração do defeito dural junto ao CAI e fossa posterior. O "*plug*" de gordura deve estar posicionado de maneira hermética sem, no entanto, exercer pressão demasiada sobre o nervo facial. O defeito ósseo do CAE, por sua vez, também é preenchido com gordura. Por fim, realiza-se o fechamento em fundo cego do conduto auditivo externo. Todas essas medidas visam reduzir o risco de fístula liquórica pós-operatória.

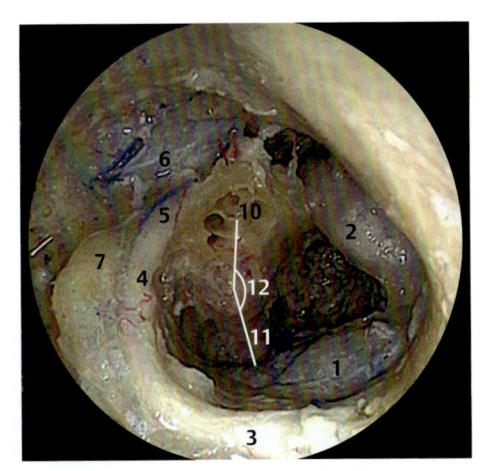

Fig. 9-8. Identificação do CAI (orelha direita).
1, bulbo jugular; *2*, artéria carótida interna; *3*, segmento mastóideo do nervo facial; *4*, segmento timpânico do nervo facial; *5*, gânglio geniculado; *6*, dura-máter fossa média; *7*, canal semicircular lateral; *10*, modíolo; *11*, conduto auditivo interno; *12*, ângulo modíolo-CAI.

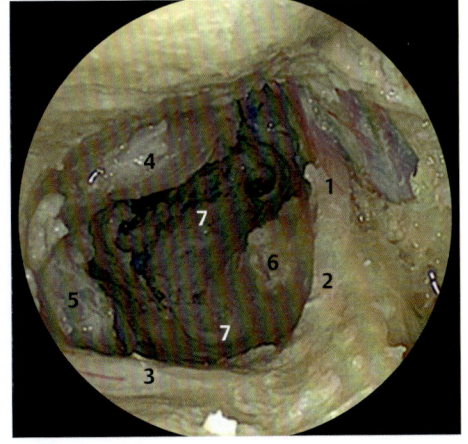

Fig. 9-9. Identificação e esqueletização do CAI (orelha esquerda). *1*, gânglio geniculado; *2*, segmento timpânico do nervo facial; *3*, segmento mastóideo do nervo facial; *4*, artéria carótida interna; *5*, bulbo jugular; *6*, conduto auditivo interno; *7*, dura-máter fossa posterior.

9. Pós-Operatório

Apesar de ser um acesso menos invasivo, em nosso grupo recomendamos os mesmos cuidados pós-operatórios dos acessos tradicionais ao CAI (Quadro 9-3);

A Figura 9-10 contém um exemplo prático do acesso TPPE, com as etapas descritas acima, para remoção de um schwannoma vestibular.

Quadro 9-3. Cuidados pós-operatórios recomendados aos pacientes submetidos à cirurgia de acesso ao conduto auditivo interno

Recuperação pós-operatória em UTI – Normalmente por 24 horas, sendo o paciente liberado para enfermaria de acordo com evolução neurológica/clínica e tomografia de controle
Medicações – Recomendamos antibiótico profilático (cefuroxima) por 24 horas, corticosteroide (dexametasona) por 5 dias, além de medicamentos sintomáticos, se necessário (analgésicos, antieméticos, antivertiginosos)
Repouso relativo – Mesmo que com algumas restrições, estimulamos deambulação precoce para prevenção de eventos tromboembólicos
Tempo de internação – Com boa evolução, sem evidências de fístula liquórica ou infecção, geralmente o paciente é liberado do hospital 3 a 4 dias após o procedimento
Remoção de pontos – Normalmente entre 10 a 14 dias após a cirurgia

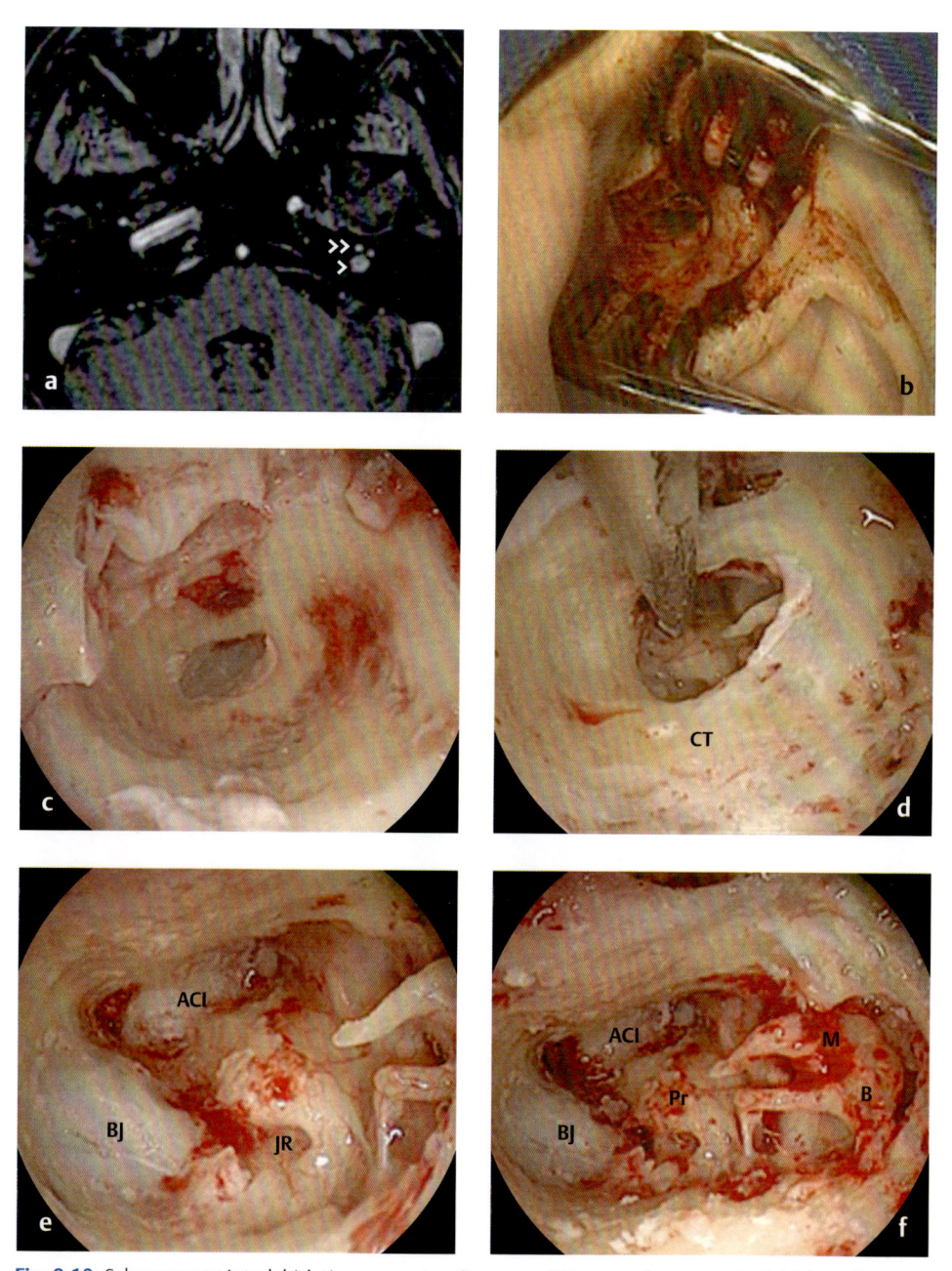

Fig. 9-10. Schwannoma intralabiríntico com extensão para o CAI em orelha esquerda. (**a**) Ressonância magnética mostrando a lesão tumoral à esquerda (**>**: componente meatal; **>>**: componente intracoclear); (**b**) Acesso endaural e exposição do CAE; (**c**) Canaloplastia; (**d**) Identificação do nervo corda do tímpano; (**e**) Dissecção das estruturas do hipotímpano; (**f**) Epitimpanectomia; *(Continua.)*

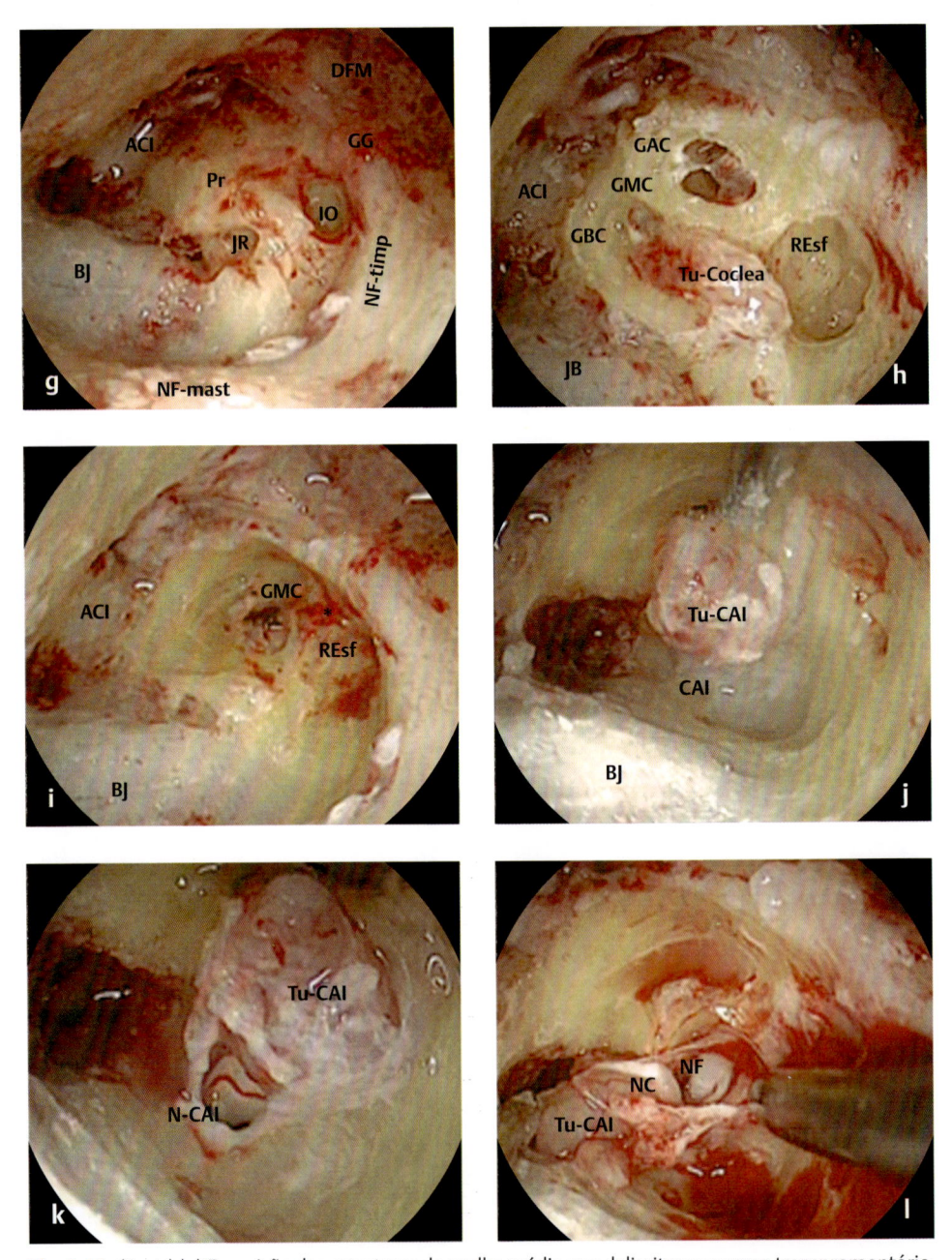

Fig. 9-10. *(Cont.)* (**g**) Exposição das estruturas da orelha média que delimitam o acesso transpromontório ao CAI; (**h**) Cocleotomia e exposição do componente intracoclear do tumor; (**i**) Remoção completa da porção intracoclear; (**j**) Identificação e esqueletização do CAI; (**l**) Abertura da dura-máter, com identificação do conteúdo neurovascular do CAI; *(Continua.)*

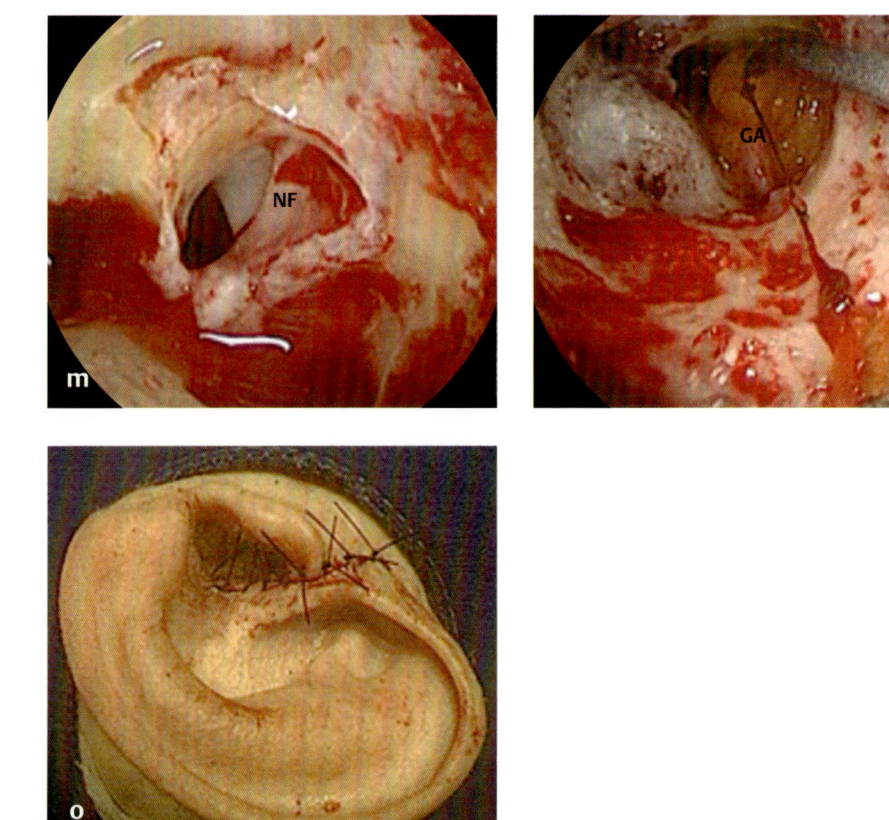

Fig. 9-10. *(Cont.)* (**m**) Remoção do componente intrameatal do tumor; (**n**) Aspecto final com preservação anatômica do nervo facial; (**o**) Fechamento do defeito dural com gordura abdominal; (**p**) Fechamento em fundo cego do CAE. *CT*, nervo corda do tímpano; *BJ*, bulbo jugular; *ICA*, artéria carótida interna; *NC*, nervo coclear; *NF*, nervo facial; *NF-mast*, segmento mastóideo do nervo facial; *NF-timp*, segmento timpânico do nervo facial; *JR*, janela redonda; *M*, martelo; *B*, bigorna; *DFM*, dura-máter fossa média; *Pr*, promontório ; *GG*, gânglio geniculado; *JO*, janela oval; *GBC*, giro basal da cóclea; *GMC*, giro médio da cóclea; *GAC*, giro apical da cóclea; *REsf*, recesso esférico do vestíbulo; *Tu-Cóclea*, tumor intracoclear; *Tu-CAI*, tumor intrameatal; *CAI*, conduto auditivo interno; *GA*, gordura abdominal.

Acesso Suprageniculado

A abordagem endoscópica transcanal suprageniculada é uma abordagem endoscópica minimamente invasiva que evita manipulação cerebral e dural.

As principais indicações para esta abordagem são os tumores que envolvem o ápice petroso supralabiríntico, colesteatomas limitados à fossa suprageniculada (FSG) ou colesteatomas aticais com envolvimento da área do gânglio suprageniculado.[18-23] Este procedimento requer, geralmente, uma epitimpanectomia e a remoção da bigorna e da cabeça do martelo, a fim de obter uma exposição direta e minimamente invasiva da FSG e do segmento timpânico do NF.

Essa abordagem possibilita a preservação coclear, embora a desarticulação da cadeia ossicular (remoção da bigorna e da cabeça do martelo) possa levar a uma perda auditiva condutiva no pós-operatório.

Técnica Cirúrgica

Inicia-se com a confecção de um amplo retalho timpanomeatal, aproximadamente às 11 horas e às 6 horas, para exposição da cavidade timpânica. O retalho é então elevado e separado do processo lateral e cabo do martelo para obter uma boa exposição da parede medial da cavidade timpânica. A remoção do *scutum* (epitimpanectomia) é realizada até que a articulação incudomaleolar esteja completamente visível.

Quando a cadeia ossicular está presente e intacta, a remoção da bigorna e da cabeça do martelo é obrigatória para expor todo o segundo segmento do nervo facial e a área do nervo petroso maior. O COG e o processo cocleariforme são identificados e usados como marcos anatômicos para o gânglio geniculado. Deve-se, então, identificar os três pontos anatômicos que delimitam a área suprageniculada (Quadro 9-4 e Fig. 9-11).

O COG é removido suavemente com o auxílio de uma cureta otológica e, quando necessário, o nervo petroso maior também é dissecado anteriormente ao gânglio geniculado. Uma vez detectados os limites anatômicos da FSG, segue-se a dissecção e abordagem da patologia-alvo. Depois da remoção da doença, um fragmento de músculo temporal pode ser usado para obliterar a cavidade criada. A reconstrução da cadeia ossicular, caso necessária e programada, é feita neste instante. Por fim faz-se o reposicionamento do retalho timpanomeatal e o CAE é preenchido com *gelfoam®*.

Quadro 9-4. Limites anatômicos da área suprageniculada

Limite superior – Dura-máter da fossa média, junto ao tégmen timpânico

Limite posterior – O bloco labiríntico, em particular a extremidade anterior do canal semicircular lateral

Limite inferior – Segmento timpânico do nervo facial e o gânglio geniculado

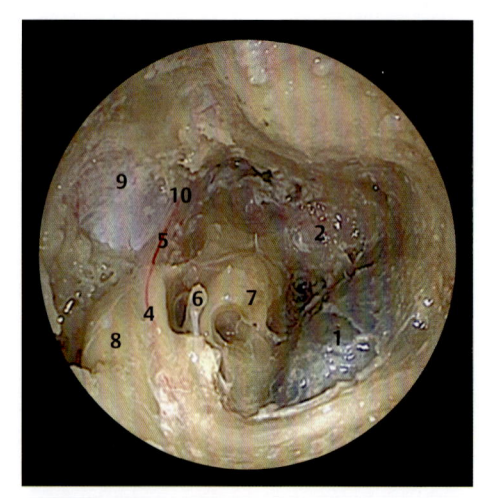

Fig. 9-11. Anatomia orelha média com destaque para fossa suprageniculada (orelha direita). *1*, bulbo jugular; *2*, artéria carótida interna; *3*, segmento mastóideo do nervo facial; *4*, segmento timpânico do nervo facial; *5*, gânglio geniculado; *6*, estribo; *7*, promontório; *8*, canal semicircular lateral; *9*, dura-máter da fossa média; *10*, canal do músculo tensor do tímpano. A fossa suprageniculada é delimitada pelas estruturas 5, 8 e 9.

> **Quadro 9-5.** Limites anatômicos do acesso infracoclear
>
> **Limite superior** – Cóclea
>
> **Limite anterior** – Artéria carótida petrosa
>
> **Limite posteroinferior** – Bulbo da jugular

Acesso Infracoclear

O acesso transcanal infracoclear é indicado para remoção de lesões localizadas no ápice petroso abaixo do CAI, com extensão limitada.[24-27] A cadeia ossicular e a cóclea são preservadas, portanto, sem impacto considerável sobre a função auditiva do paciente. O acesso é delimitado por um triângulo anatômico no Quadro 9-5.

Técnica Cirúrgica

O primeiro passo é a realização confecção do retalho timpanomeatal. Aqui é importante que ele seja amplo o suficiente para proporcionar adequada visualização do hipotímpano e promontório. A canaloplastia é quase sempre necessária para melhor acesso ao hipotímpano. O limite inferior do promontório e as estruturas que formam o nicho da janela redonda são detectados endoscopicamente de maneira simples. O finículo indica a extremidade caudal do bulbo da jugular. Outro reparo anatômico importante é o ducto subcoclear, imediatamente inferior ao giro basal da cóclea, e que serve como rota direta ao ápice petroso. O bulbo jugular é identificado inferiormente ao finículo, no assoalho do hipotímpano. O protinículo, acidente ósseo que divide didaticamente protímpano e hipotímpano, serve como reparo para a identificação da artéria carótida interna, posicionada mais anteriormente na região hipotimpânica.

Após o delineamento das 3 estruturas citadas anteriormente (cóclea, ACI e BJ), procede-se, então, o broqueamento das células hipotimpânicas contidas dentro dessa área (Fig. 9-12). Desta forma temos um acesso direto ao ápice petroso e a abordagem da patologia pode ser realizada.

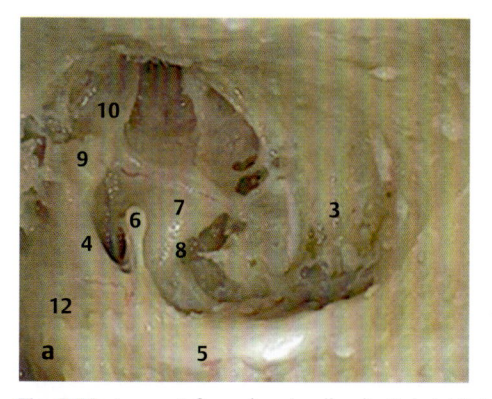

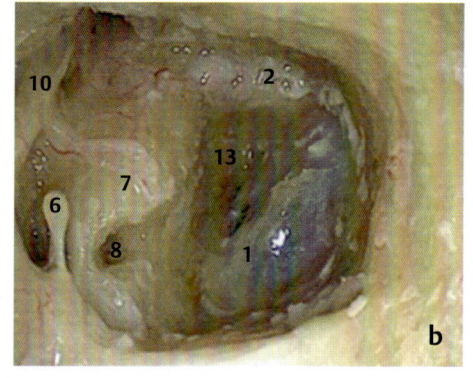

Fig. 9-12. Acesso infracoclear (orelha direita). (**a**) Pré-broqueamento das células hipotimpânicas. (**b**) Após broqueamento da região hipotimpânica. *1*, bulbo jugular; *2*, artéria carótida interna; *3*, região hipotimpânica; *4*, segmento timpânico do nervo facial; *5*, segmento mastóideo do nervo facial; *6*, estribo; *7*, promontório; *8*, janela redonda; *9*, processo cocleariforme; *10*, canal do músculo tensor do tímpano; *11*, gânglio geniculado; *12*, canal semicircular lateral; *13*, ápice petroso.

Dentre as patologias que podem ser manejadas através deste acesso, destacam-se os granulomas de colesterol.

ABORDAGENS CIRÚRGICAS COMBINADAS

Na cirurgia microscópica através da fossa craniana média, fossa posterior e petrosectomia anterior, o endoscópio é usado após o procedimento microscópico para contornar as estruturas anatômicas críticas, para remover doenças remanescentes e minimizar a manipulação de estruturas neurovasculares. É particularmente útil em três regiões: o ápice petroso, o conduto auditivo interno (CAI) e a fossa craniana posterior (FP). A seguir, discutiremos o uso do endoscópio nos acessos retrossigmóideo e fossa média.

Via Retrossigmóidea Assistida por Endoscopia – Abordagens para a Fossa Craniana Posterior

A via retrossigmóidea representa um dos acessos cirúrgicos mais tradicionais à fossa craniana posterior e, em particular, ao ângulo pontocerebelar. É um acesso tradicionalmente microscópico, que permite uma boa exposição do APC, mas com limitação da exposição do CAI. E é justamente nesse ponto que o endoscópio pode ser útil: visualização e manejo do CAI, particularmente do seu terço lateral (fundo) (Fig. 9-13).

As indicações mais comuns para o acesso retrossigmóideo são para remoção de neoplasias da fossa craniana posterior e/ou ângulo pontocerebelar (schwannomas vestibulares, meningiomas, cistos epidermoides etc.) com ou sem envolvimento do conduto auditivo interno e conflitos neurovasculares sintomáticos.

Em tumores, o uso da ótica é útil, como ferramenta complementar, em diversas etapas do procedimento. Ele auxilia na avaliação da relação entre a patologia e as estruturas neurovasculares do APC e na inspeção final. Neste ponto é válido considerar o uso de lentes anguladas, que facilitam a dissecção da patologia e permitem a remoção de resíduos da doença com extensão intrameatal.

No conflito neurovascular, o endoscópio permite que o cirurgião possa atingir diretamente a área, com uma melhor visualização das estruturas envolvidas e ampliação da imagem, além da verificação ao final da cirurgia.

Em neoplasia com acometimento exclusivo do APC e sem extensão ao fundo do CAI, o papel do endoscópio pode ser limitado. Por outro lado, uma exploração inicial da área anatômica e uma verificação final da radicalidade da excisão são opções úteis que vão além dos achados de imagem.

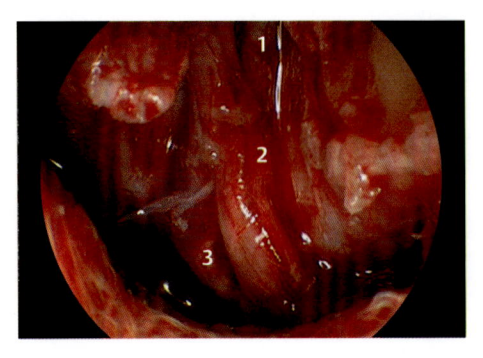

Fig. 9-13. Visão endoscópica do CAI por acesso retrossigmóideo (orelha esquerda). Imagem intraoperatória. *1*, nervo facial; *2*, nervo vestibular inferior; *3*, nervo coclear.

Abordagens a Fossa Craniana Média Assistidas por Endoscopia

O uso do endoscópio durante a abordagem a fossa craniana média foi proposto para ajudar a superar os desafios técnicos da região, principalmente na porção lateral do CAI, sob a crista transversa, e ao longo dos nervos vestibulares; onde tumores residuais podem se esconder da visão microscópica direta. Especialmente nesses casos, o uso de endoscópios angulados (30 e 45 graus) é recomendado. Como no acesso retrossigmóideo, o endoscópio é usado após a base microscópica do procedimento.

As principais indicações deste acesso são: tratamento de colesteatomas supralabirínticos, granulomas de colesterol, schwannomas vestibulares, correção da deiscência canal semicircular superior. Neste último caso, o uso do endoscópio durante o manejo de fechamento da deiscência, permite uma menor craniotomia e menor retração do lobo temporal (Fig. 9-14).

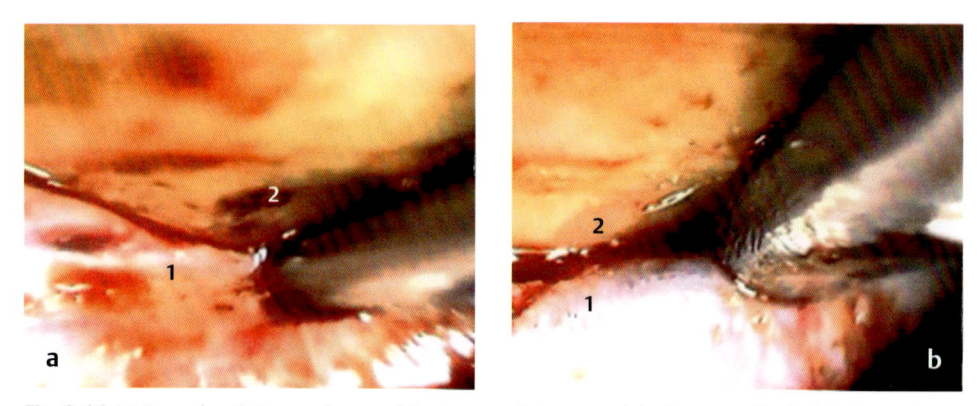

Fig. 9-14. Visão endoscópica por fossa média. Imagem intraoperatória de reparação de deiscência do canal semicircular superior (orelha esqueda). (**a**) Área da deiscência; (**b**) Deiscência corrigida com cera de osso. *1*, dura-máter da fossa média; *2*, Canal semicircular superior.

CONCLUSÃO

O texto apresenta características, indicações, vantagens e desvantagens do uso do endoscópio na cirurgia da base lateral do crânio. Técnicas cirúrgicas tradicionais para acessar a orelha interna e o conduto auditivo interno, são bem reconhecidas e desafiadoras. O uso do endoscópio na cirurgia de base lateral de crânio, seja como ferramenta complementar ou exclusiva, permite uma cirurgia com menor morbidade e menor permanência hospitalar associada a uma visão mais ampla e próxima das estruturas anatômicas envolvidas durante o ato intraoperatório.

Os acessos transcanais endoscópicos exclusivos têm sua melhor indicação para tumores ou patologias restritas a orelha interna e conduto auditivo interno, com baixa morbidade e alta resolutividade. Possuem limitações em termos de tamanho e localização do tumor, dificuldade no manejo de sangramento inesperado e preservação de estruturas neurovasculares envolvidas. O desenvolvimento e a inclusão de novas tecnologias na cirurgia da base lateral de crânio são de extrema importância por permitirem o desenvolvimento de técnicas menos mórbidas e altamente resolutivas.

REFERÊNCIAS BIBLIOGRÁFICAS

1. Alicandri-Ciufelli M, Marchioni D, Pavesi G et al. Acquisition of surgical skills for endoscopic ear and lateral skull base surgery: a staged training programme. Acta Otorhinolaryngol Ital 2018;38(2):151-9.
2. Ansari SF, Terry C, Cohen-Gadol AA. Surgery for vestibular schwannomas: a systematic review of complications by approach. Neurosurg Focus 2012;33(3):E14.
3. Anschuetz L, Presutti L, Schneider D et al. Quantitative analysis of surgical freedom and area of exposure in minimal-invasive transcanal approaches to the lateral skull base. Otol Neurotol 2018;39(6):785-90.
4. Bi Y, Ni Y, Gao D et al. Endoscope-assisted retrosigmoid approach for vestibular schwannomas with intracanalicular extensions: Facial nerve outcomes. Front Oncol 2021;11:774462.
5. Butzer T, Juelke E, Yacoub A et al. Hearing-preserving approaches to the internal auditory canal: Feasibility assessment from the perspective of an endoscope. World Neurosurg 2022;160:e88-e95.
6. Cömert E, Kiliç C, Cömert A. Jugular bulb anatomy for lateral skull base approaches. J Craniofac Surg 2018;29(7):1969-972.
7. Jianqing C, Yongchuan C, Zhihua Z et al. A microscope-assisted endoscopic transcanal transpromontorial approach for vestibular schwannoma resection: a preliminary report. Eur Arch Otorhinolaryngol 2022;279(1):75-82.
8. Komune N, Matsuo S, Miki K et al. The endoscopic anatomy of the middle ear approach to the fundus of the internal acoustic canal. J Neurosurg 2016;126(6):1974-83.
9. Lucidi D, Fabbris C, Cerullo R et al. Quality of life in vestibular schwannoma: a comparison of three surgical techniques. Eur Arch Otorhinolaryngol 2022;279(4):1795-803.
10. Marchioni D. Endoscopic Lateral Skull Base Surgery: Principles, Anatomy, Approaches. (Marchioni D, ed.). Thieme Publishing Group; 2022.
11. Marchioni D, Alicandri-Ciufelli M, Piccinini A et al. Surgical anatomy of transcanal endoscopic approach to the tympanic facial nerve: anatomy of facial nerve during endoscopy. Laryngoscope 2011;121(7):1565-73.
12. Marchioni D, Alicandri-Ciufelli M, Piccinini A et al. Inferior retrotympanum revisited: an endoscopic anatomic study: inferior retrotympanum revisited. Laryngoscope 2010;120(9):1880-6.
13. Marchioni D, Alicandri-Ciufelli M, Rubini A et al. Exclusive endoscopic transcanal transpromontorial approach: a new perspective for internal auditory canal vestibular schwannoma treatment. J Neurosurg 2017;126(1):98-105.

14. Marchioni D, Alicandri-Ciufelli M, Rubini A et al. Endoscopic transcanal corridors to the lateral skull base: Initial experiences: transcanal corridors to lateral skull base. Laryngoscope 2015;125 Suppl 5:S1-13.
15. Marchioni D, Carner M, Soloperto D et al. Expanded transcanal transpromontorial approach: A novel surgical technique for cerebellopontine angle Vestibular schwannoma removal. Otolaryngol Head Neck Surg 2018;158(4):710-5.
16. Marchioni D, de Rossi S, Soloperto D et al. Intralabyrinthine schwannomas: a new surgical treatment. Eur Arch Otorhinolaryngol 2018;275(5):1095-102.
17. Marchioni D, Soloperto D, Masotto B et al. Transcanal transpromontorial acoustic neuroma surgery: Results and facial nerve outcomes: Results and facial nerve outcomes. Otol Neurotol 2018;39(2):242-9.
18. Mazzoni A, Zanoletti E, Denaro L et al. Retrolabyrinthine meatotomy as part of retrosigmoid approach to expose the whole internal auditory canal: rationale, technique, and outcome in hearing preservation surgery for vestibular schwannoma. Oper Neurosurg (Hagerstown) 2018;14(1):36-44.
19. Moon IS, Cha D, Nam SI et al. The feasibility of a modified exclusive endoscopic transcanal transpromontorial approach for vestibular schwannomas. J Neurol Surg B Skull Base 2019;80(1):82-7.
20. Neves Cavada M, Fook-Ho Lee M, Jufas NE et al. Intracanalicular vestibular schwannoma: A systematic review and meta-analysis of therapeutics outcomes: a systematic review and meta-analysis of therapeutics outcomes. Otol Neurotol 2021;42(3):351-62.
21. Palmisciano P, Doyle EJ 3rd, Hoz SS et al. Transcanal transpromontorial approaches to the internal auditory canal: A systematic review. Laryngoscope Published online 2023.
22. Presutti L, Alicandri-Ciufelli M, Bonali M et al. Expanded transcanal transpromontorial approach to the internal auditory canal: pilot clinical experience: expanded transcanal transpromontorial approach. Laryngoscope 2017;127(11):2608-14.
23. Presutti L, Alicandri-Ciufelli M, Cigarini E et al. Cochlear schwannoma removed through the external auditory canal by a transcanal exclusive endoscopic technique: CS Removed Through the EAC by a Transcanal Approach. Laryngoscope 2013;123(11):2862-7.
24. Raheja A, Bowers CA, MacDonald JD et al. Middle fossa approach for vestibular schwannoma: good hearing and facial nerve outcomes with low morbidity. World Neurosurg 2016;92:37-46.
25. Wick CC, Arnaoutakis D, Barnett SL et al. Endoscopic transcanal transpromontorial approach for vestibular schwannoma resection: A case series. Otol Neurotol 2017;38(10):e490-e494.
26. Yacoub A, Wimmer W, Molinari G et al. Transcanal transpromontorial approach to lateral skull base: Maximal area of exposure and surgical extensions. World Neurosurg 2020;135:e181-e186.
27. Zanoletti E, Mazzoni A, Martini A et al. Surgery of the lateral skull base: a 50-year endeavour. Acta Otorhinolaryngol Ital 2019;39(Suppl. 1):S1-S146.

ÍNDICE REMISSIVO

Entradas acompanhadas por um *f* ou *q* itálico indicam figuras e quadros, respectivamente.

A

AASI (Aparelhos Auditivos de Amplificação Sonora Individual), 66
Acesso(s)
  na cirurgia da base lateral, 93*q*, 94, 103, 105, 106
    abordagens combinadas, 106
    abordagem transcanal, 94
      para a orelha interna, 94
      para ápice petroso, 94
    do crânio, 93*q*, 94, 103, 105, 106
      ao CAI, 93*q*
      infracoclear, 105
      suprageniculado, 103
Anatomia Endoscópica
  do osso temporal, 7-16
    CAE, 7
    CAI, 15
    da orelha média, 8
      epitímpano, 10, 11*f*
      hipotímpano, 13
      mesotímpano, 8, 9*f*
      protímpano, 10
      retrotímpano, 8
    da orelha interna, 15
    do NF, 13
    MT, 7, 8*f*
Anestesia
  na cirurgia do estribo, 68
APC (Ângulo Pontocerebelar), 94
Ápice Petroso
  abordagem endoscópica para, 94
    transcanal, 94
      infracoclear, 105
      suprageniculado, 103
      TTP, 94
      TTPE, 96

Avaliação
  pré-operatória, 40
    na mastoidectomia endoscópica, 40

B

Base Lateral
  do crânio, 93-108
    uso do endoscópio na cirurgia da, 93-108
      abordagens combinadas, 106
      abordagem transcanal, 94
        para a orelha interna, 94
        para ápice petroso, 94
      acesso, 93*q*, 103
        ao CAI, 93*q*
        infracoclear, 105
        suprageniculado, 103
Bigorna
  erosões da, 44*f*, 55*f*
    por colesteatoma, 44*f*
Broqueamento
  do epitímpano, 47*f*

C

Cadeia Ossicular
  reconstrução da, 49-62
    erosão da, 50
    fraturas, 61
    história, 50
    materiais para, 51
      CIV, 53
      enxerto autólogo, 51
      hidroxiapatita, 52
      homoenxertos, 51
      titânio, 51, 52*q*
    microscópio, 53
      versus endoscópio, 53
    técnica, 54

CAE (Conduto Auditivo Externo), 35, 93
  anatomia, 7
    endoscópica, 7
CAI (Conduto Auditivo Interno), 93
  acessos ao, 93q
    divisões dos, 93q
    endoscópio no, 93q
    TTP, 94f
  anatomia do, 15, 16f
    projeção do, 16f
      na orelha média, 16f
Cartilagem
  como enxerto, 25, 27f
  na timpanoplastia endoscópica, 25, 27f
CEO (Cirurgia Endoscópica do Ouvido), 24
Cirurgia(s)
  da base lateral do crânio, 93-108
    uso do endoscópio na, 93-108
      abordagem transcanal, 94
        para a orelha interna, 94
        para ápice petroso, 94
      abordagens combinadas, 106
acesso, 93q, 103
        ao CAI, 93q
        infracoclear, 105
        suprageniculado, 103
  de colesteatoma, 41q
    uso de endoscópio, 41q
    dificuldades do, 41q
  de GT, 85
    por via endoscópica, 85q
      materiais sugeridos, 85q
    preparo do paciente, 86q
    técnica cirúrgica, 86
  do estribo, 67
    anestesia, 68
    complicações da, 75q
      intraoperatória, 75q
      pós-operatória, 75q
    contraindicações, 68q
    estapedectomia, 67
    indicações, 68q
      condições clássicas para, 68q
    materiais sugeridos, 41q
    preparo do paciente, 41q
Cirurgia Endoscópica
  do osso temporal, 1-5
    princípios da, 1-5
      materiais, 2
      princípios básicos, 2
  na orelha média, 40q
    princípios da, 40q
  otológica, 2

desvantagens, 2
posição, 5f
  da mesa de instrumentos, 5f
  da torre de vídeo, 5f
  do cirurgião, 5f
vantagens, 2
CIV (Cimento de Ionômero de Vidro)
  na reconstrução, 53
    da cadeia ossicular, 53
Colesteatoma
  apresentação do, 36f
    formas diferentes de, 36f
  erosões por, 44f
    da bigorna, 44f
  uso de endoscópio em, 40q, 41q
    contraindicações, 40q
    dificuldades do, 41q
    indicações, 40q
Crânio
  base lateral do, 93-108
    uso do endoscópio na cirurgia da, 93-108
      abordagem transcanal, 94
        para a orelha interna, 94
        para ápice petroso, 94
      abordagens combinadas, 106
acesso, 93q, 103
        ao CAI, 93q
        infracoclear, 105
        suprageniculado, 103

D

Desarticulação
  do estribo, 73f
    completa, 73f

E

EA (Epitímpano Anterior), 37
EAMS (*Endoscopic Assisted Microscopic Surgery*), 1
Embolização
  de GT, 85
Embriologia, 36
Enxerto
  tipos de, 24
  na timpanoplastia *Pac-Man*, 24
    cartilagem, 25, 27f
    FMT, 25
    gordura, 26
    materiais sintéticos, 25
    pericôndrio, 25
Enxerto Autólogo
  na reconstrução, 51

da cadeia ossicular, 51
    desvantagens, 51*q*
    vantagens, 51*q*
EP (Epitímpano Posterior), 37
Epitimpanectomia
    fechamento da, 47*f*
Epitímpano
    anatomia do, 10, 11*f*, 37
        EA, 37
        EP, 37
    broqueamento do, 47*f*
    exploração do, 43*f*
Erosão
    da cadeia ossicular, 50
Espaço
    de Prussak, 39
        anatomia, 39
Estapedotomia, 65-76
    complicações da, 75
        intraoperatória, 75*q*
        pós-operatória, 75*q*
    endoscópica, 69*q*
        benefícios da, 69*q*
    tratamento, 66
        cirurgia do estribo, 67
            anestesia, 68
            contraindicações, 68*q*
            indicações, 68*q*
        IC, 67
        não cirúrgico, 66
        próteses auditivas ativas, 67, 68*q*
            ancoradas no osso temporal, 67, 68*q*
            de orelha média, 67, 68*q*
Estribo
    cirurgia do, 67
        anestesia, 68
        complicações da, 75*q*
            intraoperatória, 75*q*
            pós-operatória, 75*q*
        contraindicações, 68*q*
        estapedectomia, 67
        indicações, 68*q*
            condições clássicas para, 68*q*
        desarticulação do, 73*f*
            completa, 73*f*
        supraestrutura do, 73*f*
            fratura da, 73*f*

F
Fisch-Mattox
    sistema de classificação de, 82*q*
        modificado, 82*q*

FMT (Fáscia de Músculo Temporal)
    como enxerto, 25
    na timpanoplastia endoscópica, 25
Fratura(s)
    da supraestrutura, 73*f*
        do estribo, 73*f*
    na cadeia ossicular, 61

G
Genética
    PGLs e, 79
Glasscock-Jackson
    sistema de classificação de, 82*q*
Gordura
    como enxerto, 26
    na timpanoplastia endoscópica, 26
GT (*Glomus* Timpânico), 79-90
    características clínicas, 80*q*
    cirurgia, 85
        por via endoscópica, 85*q*
            materiais sugeridos, 85*q*
        preparo do paciente, 86*q*
        técnica cirúrgica, 86
    diagnóstico diferencial, 82*q*
    exames, 81, 83
        de imagem, 81
            RM, 81*f*
            TC de mastoide, 81*f*
        laboratoriais, 83
    genética, 79
    PGLs hereditários, 80*q*
        principais preditores, 80*q*
    sinais, 80
    sintomas, 80
    sistema de classificação, 82*q*
        Fisch-Mattox, 82*q*
            modificado, 82*q*
        Glasscock-Jackson, 82*q*
    tratamento, 84
        embolização, 85
        prognóstico, 85

H
Hidroxiapatita
    na reconstrução, 52
        da cadeia ossicular, 52
Hipotímpano
    anatomia do, 13
Homoenxerto(s)
    na reconstrução, 51
        da cadeia ossicular, 51

HRCT (*High-Resolution Computed Tomography*/
Tomografia Computadorizada de Ossos
Temporais de Alta Resolução), 65

I
IC (Implante Coclear), 67
Imagem
   exames de, 81
      GT, 81
         RM, 81*f*
         TC de mastoide, 81*f*
Incisão(ões)
   no CAE, 70*f*
      para confecção, 70*f*
         de RTM, 70*f*
IT (Istmo Timpânico), 35

M
MAE (Meato Acústico Externo), 2, 21, 68
MAES (*Microscopic Assisted Endoscopic Surgery*), 1
Maleotomia, 45*f*
Mastoide
   TC de, 66*f*, 81*f*
Mastoidectomia
   endoscópica, 35-48
      anatomia, 37
         epitímpano, 37
         espaço de Prussak, 39
         tensor fold, 38
      avaliação pré-operatória, 40
      cirurgias, 41
         dificuldades, 41*q*
         materiais sugeridos, 41*q*
         preparo do paciente, 41*q*
      contraindicações, 40*q*
         em colesteatomas, 40*q*
      embriologia, 36
      indicação da, 39
         em colesteatomas, 40*q*
         em retração atical, 40*q*
      princípios da, 39, 40*q*
         na orelha média, 40*q*
      técnica, 41
Material(is)
   para cirurgia endoscópica, 2
      do osso temporal, 2
         brocas, 5*f*
         micromotores, 5*f*
         ópticas, 3*f*
   para reconstrução, 51
      da cadeia ossicular, 51

CIV, 53
   enxerto autólogo, 51
   hidroxiapatita, 52
   homoenxertos, 51
   titânio, 51, 52*q*
   sintéticos, 25
      como enxerto, 25
   na timpanoplastia endoscópica, 25
   sugeridos, 85*q*
      para cirurgia de GT, 85*q*
      por via endoscópica, 85*q*
Meatoscopia, 42*f*, 70*f*
   no CAE, 70*f*
Mesotímpano
   anatomia do, 8, 9*f*
Microscópio
   versus endoscópio, 53
      na reconstrução, 53
         da cadeia ossicular, 53
MT (Membrana Timpânica), 49
   anatomia, 7
      endoscópica, 7
   perfurações da, 23
   posição cirúrgica, 8*f*

N
NF (Nervo Facial), 4*f*
   anatomia do, 13, 14*f*
      completa, 14*f*

O
OMA (Otite Média Aguda), 20
OMC (Otite Média Crônica), 35
OME (Otite Média por Efusão), 20
Orelha Interna
   abordagem endoscópica para, 94
      transcanal, 94
         infracoclear, 105
         suprageniculado, 103
         TTP, 94
         TTPE, 96
   anatomia da, 15
Orelha Média
   anatomia da, 8
      epitímpano, 10, 11*f*
      hipotímpano, 13
      mesotímpano, 8, 9*f*
      protímpano, 10
      retrotímpano, 8
   cirurgia endoscópica na, 40*q*
      princípios da, 40*q*
   projeção na, 16*f*

do CAI, 16f
próteses auditivas de, 67, 68q
  ativas, 67, 68q
    na otosclerose, 68q
ventilação da, 12f
  vias de, 12f
visualização da, 4f
  endoscópica, 4f
Osso Temporal
  anatomia endoscópica do, 7-16
    CAE, 7
    CAI, 15
    da orelha média, 8
      epitímpano, 10, 11f
      hipotímpano, 13
      mesotímpano, 8, 9f
      protímpano, 10
      retrotímpano, 8
    da orelha interna, 15
    do NF, 13
    MT, 7, 8f
  cirurgia endoscópica do, 1-5
    princípios da, 1-5
      desvantagens, 2
      materiais, 2
      princípios básicos, 2
      vantagens, 2
  próteses auditivas, 67, 68q
    ancoradas no, 67, 68q
      na otosclerose, 68q
Otite Média
  secretora, 20
    fatores de risco, 20
Ouvido
  médio, 49f
    anatomia do, 49f

P

Pac-Man
  técnica do, 23-31
    timpanoplastia endoscópica, 23-31
      desvantagens, 30
      falhas, 30
        fatores que influenciam, 30
      técnica cirúrgica, 26
      tipos de enxerto, 24
      vantagens, 29
Pericôndrio
  como enxerto, 25
  na timpanoplastia endoscópica, 25
PGLs (Paragangliomas), 79
  hereditários, 80q
    principais preditores, 80q

jugular, 81f
  com extensão, 81f
    intracraniana, 81f
  pacientes com, 83q
    avaliação genética dos, 83q
    relevância da, 83q
Platinotomia, 73f
PORP (Prótese de Reconstrução Ossicular Parcial/*Partial Ossicular Reconstruction Prosthese*), 52
Prótese(s) Auditiva(s)
  ativas, 67, 68q
  ancoradas, 67, 68q
    no osso temporal, 67, 68q
      na otosclerose, 68q
  de orelha média, 67, 68q
    na otosclerose, 68q
Protímpano
  anatomia do, 10
Prussak
  espaço de, 39
    anatomia, 39

R

Reconstrução
  da cadeia ossicular, 49-62
    erosão da, 50
    fraturas, 61
    história, 50
    materiais para, 51
      CIV, 53
      enxerto autólogo, 51
      hidroxiapatita, 52
      homoenxertos, 51
      titânio, 51, 52q
    microscópio, 53
      versus endoscópio, 53
    técnica, 54
Retração Atical, 43f
  uso de endoscópio em, 40q
  indicações, 40q
Retrotímpano
  anatomia do, 8
RTM (Retalho Timpanomeatal Formal), 23, 43f
  confecção de, 70f
    incisões para, 70f
      no CAE, 70f
    elevação do, 70f

S

Sistema
  de classificação, 82q
  de GT, 82q

Fisch-Mattox, 82q
  modificado, 82q
  Glasscock-Jackson, 82q
Supraestrutura
  do estribo, 73f
    fratura da, 73f

T

TC (Tomografia Computadorizada), 81
  de mastoide, 66f, 81f
Técnica
  de reconstrução, 54
    da cadeia ossicular, 54
  do *Pac-Man*, 23-31
    timpanoplastia endoscópica, 23-31
      desvantagens, 30
      falhas, 30
        fatores que influenciam, 30
      técnica cirúrgica, 26
      tipos de enxerto, 24
      vantagens, 29
TEES (*Transcanal Endoscopic Ear Surgery*), 1
Tensor Fold
  abertura do, 45f
  anatomia, 38
Timpanoplastia
  endoscópica, 23-31
    desvantagens, 30
    falhas, 30
      fatores que influenciam, 30
    técnica cirúrgica, 26
    técnica do *Pac-Man*, 23-31
    tipos de enxerto, 24
      cartilagem, 25, 27f
      FMT, 25
      gordura, 26
      materiais sintéticos, 25
      pericôndrio, 25
    vantagens, 29
Timpanotomia
  TV, 19-22
    com auxílio de endoscópio, 19-22
      desvantagens, 21, 22q
      epidemiologia, 19
      indicações, 20
      otite média secretora, 20
        fatores de risco, 20
      recomendações, 20
      técnica cirúrgica, 20
      vantagens, 21, 22q
Titânio
  na reconstrução, 51, 52q
    da cadeia ossicular, 51, 52q

TMEES (*Transmastoide Endoscopic Ear Surgery*), 1
TORP (Prótese de Reconstrução Ossicular Total/ *Total Ossicular Reconstruction Prosthese*), 52
TTP (Acesso Endoscópico Transcanal Transpromontorial), 94
TTPE (Acesso Transcanal Transpromontorial Estendido), 94
  técnica cirúrgica, 96
    acesso ao ouvido médio, 96
    CAI, 98
      abertura da dura-máter do, 99
      esqueletização do, 98
      identificação do, 98
    canaloplastia, 96
    cocleotomia, 97
    conteúdo intradural, 99
      exploração do, 99
    dissecção, 96
      do hipotímpano, 96
    epitimpanectomia, 97
    exposição do vestíbulo, 97
    fechamento, 99
    incisão endaural, 96
    limites anatômicos, 97
      da orelha média, 97
    posicionamento, 96
      do cirurgião, 96
      do paciente, 96
    pós-operatório, 100
      cuidados, 100q
    sala de cirurgia, 96
TV (Tubo de Ventilação)
  timpanotomia para, 19-22
    com auxílio de endoscópio, 19-22
      desvantagens, 21, 22q
      epidemiologia, 19
      indicações, 20
      otite média secretora, 20
        fatores de risco, 20
      recomendações, 20
      técnica cirúrgica, 20
      vantagens, 21, 22q

V

Ventilação
  da orelha média, 12f
  vias de, 12f
Via(s)
  de ventilação, 12f
    da orelha média, 12f